Die Behandlung von Magersucht –
ein integrativer Therapieansatz

Menschenwesen und Heilkunst
23

Schriftenreihe
herausgegeben von der Gesellschaft
Anthroposophischer Ärzte, Stuttgart

Die Behandlung von Magersucht – ein integrativer Therapieansatz

Ein Therapeutenteam aus der Filderklinik berichtet

Mit Beiträgen von Monica Bissegger, Gisela Bräuner-Gülow, Stefanie Brongs, Sabine Klitzke-Pettener, Susanne Reinhold, Karl-Heinz Ruckgaber, Martin Schäfer und Jürgen Weik

VERLAG FREIES GEISTESLEBEN

1. Auflage 1998
Verlag Freies Geistesleben, Landhausstr. 82, 70190 Stuttgart

ISBN 3-7725-0121-4

Umschlag: Walter Schneider
Druck: WB-Druck, Rieden

Inhalt

Zum Geleit

Diesem Buch über die Behandlung von Magersucht möchte ich gute Wünsche auf den Weg mitgeben. Möge es viele Menschen, Betroffene und scheinbar nicht Betroffene, anregen und nachdenklich machen. Warum? Weil hier eine Krankheit, die von Lebensangst und Todessehnsucht begleitet wird, Fragen aufwirft. Magersucht ist immer noch in Zunahme begriffen. Sie ist ein Auftrag an die Gesellschaft, die sich so verhält, daß Jugendliche keine Zukunftsperspektiven mehr haben; wir haben es mit einer Gesellschaft zu tun, die ihre Kinder spüren läßt, daß sie nicht gebraucht werden. Unsere Arbeitswelt kommt scheinbar ohne sie aus. Für das Erwachsenwerden gibt sie ihnen nur wenig Hilfe.

In dieses Szenario stellt sich das Therapeutenteam der Filderklinik mit großem Engagement, kompetent und mit Heilerwillen hinein. Dadurch kommen immer mehr von Magersucht befallene Jugendliche in die Kinderabteilung der Filderklinik, die sich für diese psychosomatische Auseinandersetzung professionell gerüstet hat. Dr. med. Karl-Heinz Ruckgaber als Arzt für Kinder- und Jugendpsychiatrie und Jürgen Weik als Diplom-Heilpädagoge und systemischer Familientherapeut bilden mit dem Arzt Martin Schäfer, den Musiktherapeutinnen Monica Bissegger und Susanne Reinhold, der Diplom-Heileurythmistin Gisela Bräuner-Gülow und der Diplom-Kunsttherapeutin Sabine Klitzke-Pettener sowie der Krankenschwester Stefanie Brongs und anderen Schwestern und Pflegern eine Gemeinschaft von Therapeuten, die im ständigen Gespräch miteinander sind und die therapeutischen Maßnahmen aus gemeinsamer Kenntnis abstimmen.

So finden nicht nur die Kranken selbst dort Hilfe, die Arbeit dieses Teams entfaltet aus einem anthroposophisch-geisteswissenschaftlichen Menschenverständnis heraus gleichzeitig im sozialen Umkreis heilende Wirkungen. Beides zusammen schafft wenigstens im kleinen Rahmen ein gesellschaftliches Klima, in dem Jugendliche wieder zu sich und zu ihren Eltern finden können, so daß allmählich auch wieder für sie ein zukunftsoffener Horizont entsteht.

Möge dieses Buch deshalb die gewünschte Beachtung finden.

Für die Gesellschaft Anthroposophischer Ärzte
Jürgen Schürholz

Karl-Heinz Ruckgaber

Einleitung

Nach wie vor ist das Krankheitswesen der Magersucht mit großen Rätseln verbunden. Kaum glaubt man es zu erfassen, verändert es seine Gestalt und droht einem wieder zu entgleiten – so empfinde ich die Auseinandersetzung mit dieser Erkrankung nach über einhundert persönlich durchgeführten Behandlungen in den letzten dreizehn Jahren.

Auf der psychosomatischen Jugendstation der Filderklinik bei Stuttgart, wo wir als Team von Ärzten und Therapeuten arbeiten, ergeben sich jedoch günstige Bedingungen zur Behandlung dieser psychosomatischen Krankheit. In glücklicher Weise kamen hier seit 1983 verschiedene therapeutische Ströme zusammen, so daß mit einem relativ konstanten therapeutischen Team seither kontinuierlich nach einem einheitlichen, integrativen Konzept gearbeitet werden konnte.

Zum einen war durch Herrn Dr. Mittelstrass, den langjährigen Leiter der Kinderabteilung, die anthroprosophische, pädagogisch verstandene Medizin eingeführt und beispielhaft, zusammen mit seiner Frau, vorgelebt worden – entsprechend einer Meditation Rudolf Steiners,[1] wonach Heilen und Erziehen dem Kinde zugleich mit seinem eigenen Reifen die Gesundheit erbringen. Zum anderen traf ich hier auf den traditionellen anthroposophisch-heilpädagogischen Strom. Insbesondere mit einem der ersten Mitarbeiter, dem Heilpädagogen Henning Köhler, ergab sich eine fruchtbare Zusammenarbeit über die Sinneslehre und die grundlegende Bedeutung der Pflege der leibbezogenen Sinne (Lebens-, Bewegungs-, Gleichgewichts- und Tastsinn)[2] für eine gesunde seelische Entwicklung. 1987 berichtete er erstmals in seinem Buch *Die stille Sehnsucht nach Heimkehr*[3] von unserem menschenkundlichen Verständnis der Pubertätsmagersucht auf dem Hintergrund verschiedener Nachreifungsaspekte.

Diese Erkenntnisse erweiterten und vertieften meine Sicht des therapeutischen Umgangs mit schwersten seelischen Störungen, wie ich ihn bezüglich der Psychosen in der Kinder- und Jugendpsychiatrie zuvor bei Herrn Professor Lempp in Tübingen kennengelernt hatte.[4] Von daher waren mir die Prinzipien einer therapeutischen Gemeinschaft bekannt, die letztlich auf einer Treue innerhalb der schicksalhaften Therapeut-Patient-Beziehung beruht. Zu erleben, wie diese Beziehung in der Bereitschaft der ehemaligen Patientinnen zur Mitarbeit an unserer Nachuntersuchung zum Ausdruck kommt, war für mich besonders eindrucksvoll und dankenswert. Nichts könnte uns einen tieferen Einblick in das existenzielle Ringen der Patientinnen geben als ihre uns überlassenen Arbeiten, die jeweils zwischen den Kapiteln als Aphorismen eingefügt sind. (Alle Namen und persönlichen Daten sind selbstverständlich aus Datenschutzgründen sinngemäß verändert.)

Seit die Klinik 1975 ihre Arbeit aufnahm, können wir uns auf die künstlerischen Therapien stützen, die Dr. Paul von der Heide einführte. So sind auch innerhalb unseres integrativen Konzepts zur Behandlung der Magersucht die Therapien ein wesentliches Element. Besondere Zusammenarbeit mit der Kinderabteilung suchten die Mitautorinnen Gisela Bräuner-Gülow in der Heileurythmie, Susanne Reinhold und Monica Bissegger in der Musiktherapie sowie Sabine Klitzke-Pettener in der Maltherapie. Außerdem wirkten an dem Therapieprozeß im Laufe der Zeit mit: Annette Flaig mit der Sprachtherapie und Christophe Rogez mit der Bothmer-Gymnastik. Daß die Jugendlichen auch während langdauerndem Krankenhausaufenthalt die Schule besuchen können, verdanken wir Kurt Zulic und Kolleginnen von der Schule für Kranke des Landkreises Esslingen. Inzwischen ausgeschieden aus der heilpädagogischen Tätigkeit an der Klinik ist Sabine Seifert, die zusammen mit anderen für solche Patienten, die in der Klinik nicht ganz gesund werden bzw. nicht in ihre alte Umgebung zurückkehren können, die nahegelegene Nachsorgeeinrichtung Gutenhalde gründete. Alle an dem Therapieprozeß Beteiligten wurden durch ein starkes inneres Engagement und eine enge Verbundenheit mit der Jugend zusammengeführt.

Sämtliche Behandlungen fanden auf der psychosomatischen Jugendstation statt, die Teil der allgemeinen Kinderabteilung der Filderklinik ist (leitender Kinderarzt: Dr. René Madeleyn). In der Filderklinik, die 1975 als gemeinnütziges Gemeinschaftskrankenhaus eröffnet wurde, wird eine anthroposophische Erweiterung der

Heilkunde angestrebt. Aus dieser Sichtweise wurden eigenständige, zusätzliche therapeutische Maßnahmen, wie spezielle äußere Anwendungen und der Einsatz künstlerischer Therapien, entwickelt sowie zusätzlich Medikamente auf der Grundlage der anthroposophischen Medizin gegeben.

Seit dem Ende der achtziger Jahre erreichten uns verstärkt Anfragen von eßgestörten Patientinnen und ihren Familien. Die Gruppengröße erweiterte sich im Laufe der Jahre von ursprünglich sechs auf zuletzt zwölf psychosomatisch erkrankte Kinder und Jugendliche. Neuerdings verfügen wir über neun Plätze auf einer eigens dafür eingerichteten wohnungsähnlichen Station.

Mit dem Hinzukommen des Heilpädagogen und Familientherapeuten Jürgen Weik wurde das Konzept im Laufe der Zeit um die systemisch-familientherapeutische Sicht noch einmal wesentlich erweitert. Damit war es uns möglich, ein Verständnis des individuellen und des familiären Schicksals in seiner generationenübergreifenden Motivbildung therapeutisch zu nutzen.

War in dem Buch von Henning Köhler noch von der typischen Pubertätsmagersucht ausgegangen worden, so ist diese heute fast ein Relikt. Uns begegnen immer mehr Fälle im vor- und nachpubertären Alter und zeigen ein stärker suchtmäßiges Gehabe.

Dennoch wird uns bei den sogenannten großen Eßstörungen (Magersucht = Anorexie und Eß-Brechsucht = Bulimie) ihr häufigster Eintritt im Jugendalter, ihr epidemieartiges Auftreten in den westlichen Industrieländern und nach wie vor ihr bevorzugtes Auftreten beim weiblichen Geschlecht beschäftigen, obwohl neuerdings auch vermehrt Jungen davon betroffen sind. Lange blieb die Störung des Körperschemas wissenschaftlich wenig faßbar. Sie erscheint vor dem Hintergrund der anthroposophischen Sinneslehre verständlicher, und man kann sie aufgrund der spezifischen Wirkungen direkter, äußerer Anwendungen besser angehen. Hierüber berichtet von der pflegerischen Seite die Krankenschwester Stefanie Brongs.

Was auf der einen Seite bei der Magersucht als antipathische, restriktive Verweigerung von Nahrung auftritt, erscheint seit den achtziger Jahren in dem Gegenbild der Bulimie als unbeherrschte Eßgier und anschließendes reuevolles Erbrechen. Beide Male wird der junge Mensch von einem übermächtigen Krankheitswesen beherrscht, dem er sich weder durch intellektuelle noch durch willenshafte Anstrengung allein entziehen kann.

Der ersten Buchveröffentlichung aus unserer Abteilung über die Magersucht folgend, waren wir die empirischen Ergebnisse unseres Behandlungsansatzes schuldig. Diese besorgte Frau Solveig Schmitz in Form einer psychologischen Diplomarbeit an der Universität Hamburg mit dem Titel *Der anthroposophische Ansatz zur Therapie von Magersucht – eine alternative Behandlungsmethode und ihre Erfolge.*[6] In der 4-Jahres-Nachuntersuchung berichtet sie über Ergebnisse von mehr als 80 Prozent Besserungen und Heilungen. Diese Ergebnisse ermutigten uns, den eingeschlagenen Weg fortzusetzen. Nunmehr kann dieser Arbeit die medizinische Dissertation von Martin Schäfer an der Universität Tübingen über die 10-Jahres-Nachuntersuchung angefügt werden, die zu ähnlich günstigen Ergebnissen kommt; sie ist in überarbeiteter und gekürzter Form in das vorliegende Buch mit aufgenommen.

Was mag Therapeuten wohl veranlassen, sich mit starrsinnigen, Essen verweigernden bzw. verschlingenden und wieder ausspuckenden Jugendlichen und ihren Familien dauerhaft abzugeben? Neben vielen anderen Gründen ist es die Zeitgenossenschaft, die uns verpflichtet, auf eine solche epidemische Herausforderung unserer Jugendlichen zu antworten. Deren Erkrankung hängt damit zusammen, daß berechtigte Jugendideale sich einseitig ausgeprägt und eine falsche Richtung eingeschlagen haben.[7] Für die Therapeuten bedeutet es jeweils ein großes Glück, bei Patienten Einblicke in einen groß angelegten Schicksalsverlauf zu erhalten, besonders dann, wenn sie unter dem Mantel der Krankheit verborgene Individualisierungs- und Ichkräfte entdecken können und es ihnen möglich ist, diesen Kräften durch gemeinsame Anstrengung zur Entfaltung zu verhelfen – in Richtung auf des «Lebens vollendetes Menschsein».[8]

Anmerkungen

1 Vgl. Rudolf Steiner, *Meditative Betrachtungen und Anleitungen zur Vertiefung der Heilkunst,* Gesamtausgabe Bibl.-Nr. (= GA) 316, Dornach [2]1980, S. 223.

2 Vgl. Karl König, *Sinnesentwicklung und Leiberfahrung. Heilpädagogische Gesichtspunkte zur Sinneslehre Rudolf Steiners,* Stuttgart [4]1995.

3 Henning Köhler, *Die stille Sehnsucht nach Heimkehr. Zum menschenkundlichen Verständnis der Pubertätsmagersucht,* Stuttgart [2]1995.

4 Vgl. Reinhardt Lempp, *Therapie der Psychosen im Kindes- und Jugendalter,* Bern 1990.

5 Reinmar du Bois, *Körper-Erleben und psychische Entwicklung. Phänomenologie, Psychopathologie und Psychodynamik des Körper-Erlebens – mit Beobachtungen an gesunden und schizophrenen Jugendlichen,* Göttingen 1990.

6 Solveig Schmitz, *Der anthroposophische Ansatz zur Therapie von Magersucht. Eine alternative Behandlungsmethode und ihre Erfolge,* Psychologische Diplomarbeit, Universität Hamburg, 1989.

7 Siehe dazu das Themenheft *Jugendideale. Flensburger Hefte 46,* 1994.

8 Siehe Rudolf Steiner, a.a.O. (Anm. 1), S. 223.

Karl-Heinz Ruckgaber

Die integrative Behandlung von Magersucht an der Filderklinik

Die Vielfalt der Eßstörungen

Wer sich heute auf der psychosomatischen Jugendstation der Filderklinik umschaut, sieht bei den Mädchen im Alter zwischen elf und achtzehn Jahren vielfältige Spielarten der Magersucht. Die akuteste Form begegnet uns in der totalen Eß- und Trinkverweigerung. Das Wesen der Krankheit offenbart sich hier in seiner krisenhaften Zuspitzung, so daß das abbauende Todesgeschehen wahrnehmbar wird. Auf der anderen Seite finden wir Mädchen, die unter dem Diktat der mangelnden Verdauung und Ausscheidung stehen, wo sich die Krankheit zunächst als Scheu vor Verstopfung äußert. Die Mädchen erkennen nicht den Teufelskreis, in den sie bereits verstrickt sind: Sie essen aus diesem Grund immer weniger und führen mit Abführmitteln Stuhlgang herbei. Ein weiterer Fall: Zunächst wegen Hyperventilationszuständen (d.h. zu raschen Atmens) wurde eine Jugendliche in unsere Station aufgenommen, die noch nicht in die Pubertät gekommen war. Sie klagte die ganze Zeit über Übelkeit und konnte nur wenig essen, aus Angst davor, erbrechen zu müssen. Sie sah dabei ganz blaß und zart aus und war vor Angst ein Schatten ihrer selbst.

Es finden sich auf der psychosomatischen Jugendstation der Filderklinik aber auch «suchterfahrene», schon ältere Magersüchtige, die zumeist schon mehrere (auswärtige) Vorbehandlungen hinter sich haben und hier ihre letzte Chance sehen. Sie weisen in der Regel bereits psychopathologische Merkmale in zwanghaft-depressiver oder schizoider Richtung oder einer Borderline-Persönlichkeitsstörung auf. Ganz anders, vor Lebenskraft strotzend und von Tatendrang getrieben, jedoch mit einem Mangel an sozialer Verbindlichkeit stellt sich uns eine bulimische Jugendliche dar. Dazwischen steht eine wahre «Eßkünstlerin», die in primär anorektischem Zustand bei mehrmals täglichem Erbrechen zu uns kam; wann immer sich die Therapie jedoch versuchte, darauf einzustellen, erfolgte ein Pendelschlag in bulimische Eßgewohnheiten. Neben denjenigen Krankheitsformen, bei denen die Patientin eine chronische Gratwanderung zwischen Gesundheit und Krankheit auf einem niedrigen Gewichtsniveau unternimmt, ist diese bulimarektische (d.h. eine Mischung aus Anorexie und Bulimie) Verlaufsform am schwersten zu behandeln.

Wir denken mit Bedauern an ein siebzehnjähriges Mädchen, für das jede Hilfe zu spät kam. Sie war am Vortag noch bei absolutem Untergewicht zur Schule gegangen und verstarb kurz nach der Klinikaufnahme an einer nekrotisierenden Enteropathie im fulminanten Schockgeschehen, das heißt, der Darm war so zart-durchscheinend, daß er Löcher bekam und das Blut förmlich von Krankheitserregern überschwemmt wurde.

Auch ein anderes Mädchen bleibt uns in nachhaltiger Erinnerung: Wir lernten sie mit sechzehn Jahren kennen; sie war auf einem durch Magersucht zurückgehaltenen Entwicklungsstand einer Neunjährigen. Sie erreichte nie mit der Pubertät die Erdenreife, vergreiste vorzeitig bis zu einem Schlaganfall und verstarb zu Hause an einer Überdosis Schlaftabletten unter schweren Depressionen im Alter von dreiundzwanzig Jahren.

Noch immer wird bei dieser Krankheit die Sterblichkeit zwischen fünf und zehn Prozent angegeben. Die meisten Mädchen, dabei gerade die am akutesten erkrankten, können jedoch durch klinische Hilfe gerettet werden und finden so einen Ausweg aus ihrer Verirrung in die Magersucht.

Die ganzheitliche Sichtweise

Kaum eine Sichtweise betrachtet den Menschen so konsequent und organisch zusammengehörend nach körperlichen, seelisch-geistigen und individuellen Kräften wie die anthroposophische Menschenkunde. Mit ihrer Hilfe wird versucht, sich ein ganzheitliches Bild hinsichtlich des biologisch-leiblichen Zustandes eines Menschen (einschließlich sämtlicher Laborbefunde, EEG und EKG) und des Zustandes seiner funktionellen Lebenskräfte und seines Seelenlebens zu verschaffen. Nirgends wird die Ich-Wirksamkeit so radikal bis ins Physische hinein gesehen wie in der anthroposophischen Menschenkunde. Zwar erleben momentan ganz entgegengesetzte Richtungen wie die sogenannte biologische Psychiatrie und die epidemiologische Forschung einen Aufschwung, und tatsächlich sind zum Beispiel die feinstofflichen Entdeckungen der verschiedenen Überträgerstoffe im Zentralnervensystem und ihrer spezifischen Blockierungsmöglichkeit an den Rezeptoren faszinierend rasant und werden auch in der anthroposophischen Medizin voll anerkannt, doch letztlich bestätigen sie in ihrer Differenziertheit die menschenkundliche Gliederung des Seelenlebens nach Denken, Fühlen und Wollen. So kann eine wahnhafte oder vital gefährdende, depressive Krankheitstendenz durch vorübergehenden, niedrig dosierten Einsatz von Neuroleptica oder Antidepressiva gedämpft werden, und der psychotherapeutische Zugang wird hierdurch erleichtert, aber die stofflich-pharmakologischen Veränderungen können die Erkrankung eines Menschen nicht ursächlich erklären.

Es genügt bei der Behandlung von Magersucht nicht, einen Menschen allein an der Variationsbreite des Normalen zu messen, wie es die epidemiologische Forschung versucht.[1] Selbstverständlich legen wir in der Filderklinik Größen- und Gewichtstabellen zugrunde, wie sie in der Kinderheilkunde üblich sind. Alle unsere Magersüchtigen lagen, wie unsere empirische Forschung zeigt, weit unter der zweifachen Standardabweichung von einem größenbezogenen Normalgewicht und zeigten zum Teil erhebliche Entwicklungsrückstände in ihrem Wachstum bezüglich des Alters. Auf der anderen Seite können wir nicht bestimmen, bei welchem Gewicht im Normalen ein Mädchen sich wohlfühlt. Insofern erwarten wir in der stationären Therapie lediglich das Erreichen eines Plateaus im Bereich des Gesunden durch eigenständiges Essen und nicht ein absolutes Zielgewicht. Wir nehmen keinen Einfluß auf die Essensmengen, die auch nicht kommentiert werden. Das Essen wird in gemütlicher Atmosphäre in der Gruppe unter heilpädagogischer Begleitung eingenommen. Gewichtskontrollen erfolgen nach Notwendigkeit ein- bis zweimal in der Woche. Zu Beginn des stationären Aufenthaltes wird eine untere Interventionsgrenze festgelegt – möglichst unter Einschluß eigener Erfahrungen einer Patientin wie zum Beispiel Schwindel beim Aufstehen, Frostbeulen usw. –, bei deren Unterschreiten Sondenernährung erfolgt. Die Sondierung geschieht unter dem Aspekt der Erhaltung des Lebens und wird liebevoll am Bett begleitet. In jedem Falle soll es den Patientinnen ermöglicht werden, durch eigenes Zutun zusätzlich zur Sondenernährung zu essen, so daß ein Gewichtsfortschritt selbst erarbeitet wird. Da ein zu geringes Körpergewicht lediglich die Oberfläche der Krankheit darstellt, messen wir ihm auch nicht die zentrale Bedeutung zu, sondern betrachten es als Ausdruck des seelischen Befindens.

Insofern lehnen wir Bestrafungs- und Belohnungssysteme ab, die stark auf das (Wohl-)Verhalten der Patientinnen ausgerichtet sind, und ebenso definierte wöchentliche Gewichtszunahmen zum Beispiel in Form einer Gewichtstreppe, wie sie vielerorts verlangt werden. Das Ziel soll darin bestehen, wieder ein autonomes Gefühl für Appetit und Sattheit zu erlangen, das gleichzeitig Sicherheit geben kann vor dem zumeist unter Druck befürchteten Überessen. Auf diese Art werden mancherorts bulimische Verhaltensweisen geradezu provoziert. Was durch die Ernährung aufgenommen wird, soll schließlich verdaut, in eigene Substanz umgewandelt und akzeptiert werden.

Eine *anthroposophisch verstandene Psychotherapie* legt neben dem in die Vergangenheit gerichteten, analysierenden biographischen Blick besonderen Wert auf den in die Zukunft weisenden, hoffnungsvollen Schicksalsstrom und ist von daher lösungs- und ressourcenorientiert.

Im menschlichen Seelenleben gelten eigene, vom Physischen verschiedene Gesetzmäßigkeiten.[2] Dabei werden in der anthroposophischen Medizin die Erkenntnisse der tiefenpsychologischen Schulen zum Beispiel über die Präformierung neurotischer Entwicklungsstörungen[3] bzw. das Übertragungsgeschehen genauso anerkannt wie die neueren Erkenntnisse der systemischen Familientherapiefoschung.[4] Der behandelnde Kinder- und Jugendpsychiater bzw. der Heilpädagoge und Familientherapeut verfügen über solche anerkannte psychotherapeutische Qualifikation und Zulassung.

Darüber hinaus versucht die anthroposophische Heilpädagogik,[5] im Laufe der kindlichen Entwicklung den Individualisierungskräften, die eigentlich gesund sind, zur Durchsetzung zu verhelfen. Als Hindernisse können bestimmte ererbte Veranlagungen oder Defizite der Sozialisation auftreten. Als hilfreich werden in dem sogenannten Inkarnationsgeschehen zum Beispiel erfolgreich überstandene Kinderkrankheiten und Entwicklungskrisen angesehen. Wie sich bei einer unserer früheren Untersuchungen herausstellte, erinnerten sich bei acht von zehn magersüchtigen Mädchen ihre Eltern nicht an eine Trotzphase.[6] Viele Mädchen blieben auch in der ängstlich-erschreckten Haltung stecken, die die Krise in der Mitte der Kindheit ausmacht (wir nennen sie die Rubikonkrise[7]). Von einer mangelhaft überwundenen Rubikonkrise nimmt die Magersucht oftmals ihren Ausgang und ist durch mangelndes Selbstvertrauen und Ängstlichkeit und ein Zurückziehen der Ich-Kräfte charakterisiert, was sich körperlich in psychovegetativen Erscheinungen wie zum Beispiel Blaßwerden, Frieren und Verdauungsstörungen mit Bauchweh oder Kopfweh äußert.

Bei der Magersucht sprechen alle *körperlichen Befunde* für ein darniederliegendes Stoffwechselsystem. Allein schon die obligaten Symptome der extremen Abmagerung, also des Gewichtsverlustes aufgrund von mangelnder Ernährung, wie auch das Ausbleiben der Periode sind nur die am stärksten hervorstechenden Merkmale für ungenügende Aufbauprozesse. An weiteren körperlichen Symptomen können hinzukommen: Verstopfung, Darmträgheit, dagegen überschießende Urinausscheidung, Untertemperatur, Haarausfall, Wiederauftreten von vermehrter Körperflaumbehaarung, Wachstumsstillstand, Frieren und vieles mehr. Menschenkundlich gesprochen werden die belebenden, aufbauenden Funktionen des Bildekräfteleibes ganz zurückgenommen. Es gibt auch zellulär und feinstofflich eine Reihe weiterer Veränderungen, wie zum Beispiel eine Abnahme der weißen Blutkörperchen und damit der zellulären Abwehrfunktion, wie auch hormonelle Veränderungen, die den oben genannten Erscheinungen zugrunde liegen. Daran wird erkennbar, daß sich der Organismus bei der psychosomatischen Krankheit in einer extremen Streß-Situation befindet und zum Beispiel vermehrt Cortisol ausschüttet, so daß in der Folge die Blutfette trotz Abmagerung sogar erhöht sind und kaum fieberhafte Infekte auftreten. Sämtliche Organe der Verdauung werden anatomisch zart und durchscheinend und lassen in ihrer Funktion nach, was zum Beispiel schwere Verdauungsstörungen nach sich ziehen kann.

Gerade auch das rhythmische System ist von der Krankheit betroffen. Wir erleben bei dem Krankheitsbild oftmals kalte und blaue Extremitäten. Dies ist ein Ausdruck mangelnder Durchblutung und der Stase (Stauung). Ebenfalls sind der Puls und der Blutdruck herabgemindert, was zum Kollaps führen kann. Die Atmung, der Schultergürtel und der Brustraum sind meist starr und die Schultern hochgezogen, auch wenn versucht wird, dies unter weiter Kleidung zu verbergen. Diese Ergebnisse wurden im übrigen auch durch unsere Forschung in der Bothmer-Gymnastik bestätigt, bei der den magersüchtigen Jugendlichen rhythmische Übungen im Vergleich zu allen anderen Krankheitsgruppen am schwersten fielen, dagegen überraschend viel Kraft und Form noch vorhanden war.[8]

Psychopathologisch finden wir Hinweise auf die bekannten vier großen Neurosetypen, nämlich die hysterische, zwanghafte, depressive und schizoide Form. Nach unserer eigenen, früheren Untersuchung[9] liegt zwischen den ersten beiden Formen und den letzteren eine deutliche Verschlechterung der Prognose, das heißt, je mehr die Erkrankung sogenannte affektiv tieferliegende Schichten des Seelenlebens erfaßt, um so schwerer ist sie heilbar. Je nach den beschriebenen Neurosetypen ist auch das Denken gebildet und kann nach unseren Erfahrungen verschiedene Stadien durchlaufen. So ist eine Neigung zu zwanghaftem bzw. depressiv-pessimistischem Denken häufig anzutreffen. Es ergab sich uns sogar das Bild einer Parabel im Verlauf einer Behandlung.[10] Das bedeutet, daß am Anfang der Erkrankung eine sehr große Offenheit und damit auch Empfindlichkeit bis hin zu Schmerzerleben (hysterische Position) stehen kann, bevor Zwänge sozusagen als Schutz dagegen oder letzter Halt auftauchen. Eine Besserung kann häufig nur über das Durchlaufen einer depressiven Phase erreicht werden. Tatsächlich freuen wir uns jedesmal, wenn gegen Ende einer erfolgreichen Behandlung im wieder aufsteigenden Teil der Parabel sozusagen das zwanghafte Stadium hinter sich gelassen wird und auf einer neuen Stufe jetzt eine adäquate Körperbesorgnis auftritt.

Ich möchte hier ein Beispiel einer charakteristischen Spaltung zwischen Seele und Leib anfügen; der Text stammt von einer achtzehnjährigen Schülerin:

«Ich stehe wie außerhalb von mir. Fremd bin ich mir, fühle mich nicht zu meinem Körper gehörig. Es ist irgend etwas, über das ich spreche, zu dem ich keinen Zugang habe. Eine Person ohne Gefühle, nur noch Wut und Angst ... Es sind ein Engel und ein Teufel in mir, und sie kämpfen einen wilden Kampf. Ich selbst bin hin- und hergerissen. Ich fühle mich ausgeliefert und kann mich als Person nicht durchsetzen. Wo ist mein Wille und damit auch mein eigenes Ich?»

Das Beispiel gibt sehr treffend ein typisches Gefüge der menschlichen Wesensglieder wieder, das in einer Abspaltung der Körper- und Stoffwechselvorgänge liegt. Die Patientin bemerkt, wie abbauende Nerven-Sinnes-Prozesse überwiegen und eine Faszination ausüben. Die verbindende Spange in Form des rhythmischen Systems bzw. des Gefühlslebens fehlt völlig. Gleichzeitig wird erlebt, wie das eigene Ich nicht mehr eingreifen kann und zum Teil krankhafte, vorwiegend ängstlich-zwanghafte Gedanken sich wie fremde Wesen aufdrängen.

Wodurch zeichnet sich nun der Genius epidemicus der Magersucht aus? Wie hängt diese Krankheit mit unserem Überfluß und unserem Wohlstand, dem Rollenverständnis der Frau und einer erschwerten Sinnsuche für das eigene Leben sowie mangelnden Vorbildern zusammen? Auf unserer Erde nehmen die aufbauenden, lebenserhaltenden, sogenannten ätherischen Kräfte ab oder werden stark angegriffen, was sich etwa in der Verschmutzung des Wassers, im Waldsterben usw. zeigt. (In bezug auf die Ernährung bedeutet dies, daß bereits beim Anbau und bei der Verarbeitung der Lebensmittel auf eine biologisch und ökologisch vertretbare Behandlung geachtet werden muß und in der Vermarktung ihre Vitalstoffe und ihre Frische zu erhalten sind.) Abbauende, sogenannte astralisierende Kräfte nehmen überhand. Diese äußern sich in einer immer schnellebigeren Welt mit ihren Zeit- und Leistungszwängen, häufigen Ortswechseln, ihrem Konkurrenzstreben und damit einer vorwiegend materiellen Orientierung. Dagegen gestaltet sich in der westlichen Welt das Beziehungs- und Seelenleben zunehmend komplizierter. In Ländern, wo Hunger und Armut herrschen und die Menschen um das physische Überleben kämpfen müssen, scheinen die Seelenprozesse zwar noch einfacher zu sein, und es kommen nervöse Eßstörungen praktisch nicht vor, es fehlt jedoch an den Freiheiten des Bewußtseins. Wird uns durch die eigenartigen Formen der Eßstörungen nicht ein Spiegel vorgehalten, wenn zum Beispiel gerade junge Menschen, die unter den besten Voraussetzungen im Leben angetreten sind, gleichsam vor vollen Schüsseln verhungern?

Rudolf Steiner gestaltete als Ausdruck der um den Menschen kämpfenden luziferischen und ahrimanischen Widersachermächte die Plastik des Menschheitsrepräsentanten. Die Widersachermächte, so stellt es die Anthroposophie dar, sind stets gleichzeitig anwesend. In dem luftig-leichten, reinen, weißen, engelsgleichen Seelenbild der Magersüchtigen müssen wir demnach die luziferische Verführung erkennen. Ihr antipathisches, inhaltsloses Fasten demaskiert sich gerade durch die fehlende, bewußt sinngebende oder religiös motivierte Dimension der zeitweisen Askese und Fastenzeit.

Körperlich drückt sich diese Haltung – als Gegenbild zum Seelischen – in einer Verfestigungstendenz aus. Als Beispiel dient das folgende Gedicht einer magersüchtigen siebzehnjährigen Schülerin:

Man sagt unfähig jeder Träne
sei's ein Sturz ins blinde Schwarz
im Rausch der Sinne: Weiße Welt!
Und köstlich süßes Gift.
Geblendet von der Herrlichkeit
hypnotisch fasziniert
so lieb ich meinen Tod
und gräme mich des Lebens.
Glauben soll ich's, doch kann ich's nicht
und jeder Schritt befestigt einen Weg:
Den ich vertraut und leicht begehe
oder voller Angst und Scheidungsweh.

Dagegen kommt bei dem dämonischen, ungezügelt-unbeherrschten Seelenbild der Bulimie eher die triebhafte Natur der ahrimanischen Verführung zum Vorschein. Diese wiederum zeigt sich äußerlich in einer anziehenden Körperlichkeit und in Durchsetzungsfähigkeit.

Eine ganze bulimische Psychodynamik drückt der folgende hilfesuchende Brief einer fünfzehnjährigen Schülerin aus:

«Bitte höre, was ich nicht sage. Die Stadt ist zur Sperrzone geworden. Selbstmord? Ja. In meinen Träumen sterbe ich jede Nacht. Auch tags sind diese Gedanken real geworden. Ich hatte 25 Mark in der Tasche: 4 Mark für 8 Waffeln, dann 2 Tüten Magenbrot, Schupfnudeln mit Sauerkraut, Weihnachtsplätzchen und anschließend, um leichter auszukotzen, 2 Becher Cola light. Ich kann nicht mehr, ich gebe auf, bin so unendlich müde. Ich habe mich verloren. Im Moment weiß ich nicht, wo und wer und was und warum ich bin. KOTZ. Selbstmordgedanken.

Soll ich wieder den Abflußrohren Gesellschaft leisten, wieder täglich für 30 bis 40 Mark Nahrung aus den Supermärkten stehlen und blind nach öffentlichen Kloschüsseln suchen? Ja! Verdammt nochmal ja! Es zieht mich wie ein Magnet dort hin. Ich habe mir schon meine Routen ausgedacht, wie und wo und wann sie verlaufen können. Und sie ziehen mich an, um Gottes willen ja, es zieht mich zu ihnen hin. Ich habe meinen Hunger satt, das Sattheitsgefühl verloren. Ich kann nicht weinen, weil ich mich darauf freuen würde, wieder zu kotzen. O Mann! WO BIN ICH? HILFE!! Ich glaub, ich wache nicht auf aus einem Alptraum, der nicht enden will. Ich bin verwirrt, todtraurig, doch andererseits gebe ich mich normal, als sei nichts geschehen.

Will schreien, will weinen und um mich schlagen, kann es aber nicht. Kann nicht. Will nur noch fressen und kotzen. JA! NEIN, ich will es nicht. NEIN. O GOTT! Ich habe keine Kraft mehr. Ich spüre genau, daß er wieder da ist, der Ringkampf mit dem Ungeheuer, dem großen Hunger, und ich weiß, daß es im Moment 1:0 für Ihn steht. O GOTT, der Druck ist so groß, daß ich aufgeben will. Ich würde mich auf einen Anfall freuen! Ja, um Gottes willen ja! Doch irgendwer sagt noch nein. HILFE! Ich weiß nicht, wer ich bin! Ich bin nicht mehr eine Person, sondern tausend kleine Stücke! WO BIN ICH? Ich weiß nicht, was ich will. Kotzen? JA. Herrgott nein!! Was will ich? Vielleicht gar nichts mehr! Schreien! Um mich schlagen!»

Damit in dieser Verirrung das eigene Ich wieder die Führung übernehmen kann, ist es in der Therapie notwendig, wenigstens einen Zipfel davon zu erkennen und zu fassen zu bekommen.

Der stationäre Alltag

Die stationäre Settingbildung in der Filderklinik, das heißt die Art, wie der innere und der äußere Rahmen einer Behandlung gestaltet wird, mißt der persönlichen Beziehung zum Patienten und seiner Familie sowie der therapeutischen Gemeinschaft allergrößte Bedeutung zu.

Der verantwortliche Arzt bzw. Familientherapeut, der das Erstgespräch führt, begleitet die Patientin während des ganzen stationären Aufenthaltes und leistet eventuell die anschließende ambulante Nachbehandlung, sofern sie hier gewünscht wird. Wenn auch die Telefonate der Jugendlichen auf einen Wochentag beschränkt werden und Besuche nur am Wochenende stattfinden dürfen, so sind die behandelnden Therapeuten jedoch jederzeit für sie und die Familie erreichbar. Das psychotherapeutische Setting wird so gestaltet, daß der individuellen, biographischen Arbeit in Einzelgesprächs-Psychotherapie, die zweimal wöchentlich stattfindet, Rechnung getragen wird. Davon unabhängig wird alle vierzehn Tage die ganze Familie von dem Familientherapeuten, der als Heilpädagoge andererseits weiter mit der Jugendgruppe und dem therapeutischen Team in Verbindung steht, zu systemischen Familiengesprächen eingeladen. Die Mitarbeiter der Pflege sowie des heilpädagogischen Bereiches stehen im Sinne der Bezugspflege, wie sie später dargestellt wird, ständig auf der Station für den Patienten zur Verfügung.

Die Eckpfeiler eines regelmäßig und rhythmisch (heilpädagogisch) gestalteten Tageslaufes bilden der gemeinsame Morgenbeginn, das Mittagessen in der Gruppe mit anschließender Mittagsruhe, der Spaziergang am Spätnachmittag sowie der gemütliche Abendabschluß. Nach ärztlichem Behandlungsplan erhält das Kind oder der Jugendliche für die übrige Zeit einen Stundenplan mit seinen Therapien. Stehen anfänglich auch eventuelle ärztliche Interventionen, wie körperliche, apparative Untersuchungen, wenn nötig Sondenernährung oder Infusionen und Medikamente, noch im Vordergrund, so beginnen wir doch frühzeitig mit der ganzheitlich verstandenen, integrierten stationären Psychotherapie. Auf die eventuell vorhandenen körperlichen Beschwerden wird durch die Gabe von Bitterstoffen und naturheilkundlichen Mitteln bzw. Medikamenten der anthroposophischen Medizin eingegangen, um die Lebenskräfte und die Stoffwechselvorgänge anzuregen und ihren Umschwung zur aufbauenden Seite hin zu erreichen. Wesentlich unterstützt werden diese Maßnahmen durch die sogenannten äußeren Anwendungen, die auf dem Hintergrund der anthroposophischen Sinneslehre eine tiefere Bedeutung erlangen und während des gesamten Klinikaufenthaltes beibehalten werden. Sie können vielfach wieder zu einem gesunden Körperschema und dem verlorengegangenen Wohlbefinden und zu körperlicher Abgegrenztheit im eigenen Leib (zur Stärkung des Lebenssinns) verhelfen. Vorsichtig aufbauend, fügen wir der Behandlung auch schon früh die künstlerischen Therapien hinzu, anfänglich die Heileurythmie und die Mal- bzw. Musiktherapie, später, wenn mehr Kräfte vorhanden sind, auch die stärker herausfordernde Sprachgestaltung und die Bothmer-Gymnastik. Die ebenfalls vorhandene Klinikschule vertritt den Aspekt der äußeren Realität in der Klinik, verhindert, daß die Schüler den Anschluß an ihre Klasse verlieren, und bereitet auf Abschlüsse vor. Innerhalb einer länger dauernden psychosomatischen Behandlung muß auch auf die soziale Re-Integration geachtet werden.

Wenn auch die *ärztliche Visite* im traditionellen Stil heute in der Jugendpsychiatrie nicht mehr üblich ist, so erhalten unsere Patienten doch jeden Morgen beim Frühstück Besuch von ihrem Arzt. Diese Visite dient dazu, sich gegenseitig wahrzunehmen, eventuell kurz auszutauschen, aber auch – nach dem therapeutischen Suchtkonzept, bei dem auf den Gewohnheitsleib eingewirkt werden soll – täglich vorhersehbar, verläßlich, ernsthaft, persönlich angesprochen zu werden. Da muß die eine Patientin aufgemuntert und angespornt werden, die andere auf ihrem Höhenflug etwas gemäßigt werden und insbesondere gerade in der Anfangsphase bei den bulimischen Eßstörungen täglich neu motiviert und in ihren Vorsätzen bestärkt werden.

Ein gewisses Pendant dazu stellt der Spaziergang am Nachmittag in der Begleitung des heilpädagogischen Therapeuten dar, wo wiederum die Gruppendynamik wahrgenommen werden kann und sich viel informeller Austausch abspielt. Gerade bei einem Suchtgeschehen, wie es die großen Eßstörungen darstellen, ist es von enormer Bedeutung, ein Gegengewicht gegenüber den krankhaften Gewohnheiten zu bilden. Bevor wieder ein Stadium der freien Selbstentfaltung möglich wird, setzen wir ihnen den regelmäßigen Tagesablauf und verläßliche Strukturen entgegen. Selbstverständlich sind andere suchtartige Erscheinungen wie der Verzehr bestimmter Lebensmittel der «Fast-Food-Kultur», das Lesen von Comics, Musikberieselung, Videospiele oder Fernsehen auf der Station nicht erlaubt.

Die Ärzte und Mitarbeiter in der Pflege übernehmen den *Morgenkreis.* Dies ist der gemeinsame Morgenbeginn. Er steht, nach einem Spruch von Rudolf Steiner für das Jugendalter, unter dem Motto «Ich schaue in die Welt».[11] Im Morgenkreis wird versucht, die Kinder und Jugendlichen an dem größeren Rhythmus des Jahreslaufes teilnehmen zu lassen. Er erfordert deshalb eine entsprechende Vorbereitung der Mitarbeiter. Im Morgenkreis wird nach Möglichkeit frei und persönlich erzählt. Der Therapeut gibt sich damit persönlich zu erkennen. Je nach Vorlieben werden eigene Erlebnisse entsprechend der Jahreszeit berichtet, Pflanzenbetrachtungen angestellt, Bewegungsspiele und Tänze gemacht, Themen zur Zeitgeschichte und zur

Sternenkunde oder Biographien behandelt. Den Abschluß bildet meistens ein Lied und ein Morgenspruch.

Der tiefere, therapeutische Wert des Morgenkreises liegt neben der persönlichen Note darin, daß Anschluß an die Welt der wahren, geistigen Jugendideale gesucht wird. In dieser Suche erkennen sich die Jugendlichen wieder, ohne daß sich der Therapeut anbiedern muß. Daher sind seine Aufrichtigkeit, Echtheit und eigene Bemühung gefragt. Eine Vertiefung der Thematik findet in der wöchentlichen *Gruppentherapie* statt, in Form von Projekten, Theater, kulturellen Unternehmungen und Gesprächskreisen.

Die *Einzelgesprächs-Psychotherapie* mit den Jugendlichen greift zumeist Erlebnisse aus dem stationären Alltag auf. Dies ist auch der Grund, warum wir den Kontakt zur Familie zunächst einschränken; wir wollen in einen direkten Austausch mit den Jugendlichen kommen. Methodisch stützen wir uns auf die klientenzentrierte Gesprächspsychotherapie der humanistischen Psychologie nach Carl Rogers,[12] die Fokaltherapie nach Michael Balint[13] und die grundlegenden Gesprächsgesten, wie Paul von der Heide in seinem Beitrag über das helfende Gespräch sie darstellte.[14] Die anthroposophische Grundlage bildet die «Spirituelle Psychologie», wie sie Markus Treichler aus Schriften Rudolf Steiners zusammenstellte.[15] Nach einer einleitenden Kontaktphase stellt sich in einem gelungenen Gespräch meistens ein tieferes Thema heraus, das gezielt bearbeitet wird. Die Seele des Therapeuten dient dabei als Spiegel, in dem sich die Regungen des Patienten abbilden. Durch eigene Schulung, Selbsterfahrung und -kontrolle hat der Therapeut darauf zu achten, daß sein Seeleninstrument genügend gestimmt ist, um die Seelenvorgänge richtig zu erkennen und durch entsprechende Fragen geeignet intervenieren zu können.

Häufig drehen sich die Fragen der Magersüchtigen um Themen wie: das richtige Maß im Leben finden, sich verbindlich in das Leben hineinstellen und konflikthaft eingreifen, auch wenn sie es damit nicht allen recht machen können. Die mangelnde Verbindung mit dem irdischen Element wird nur allzugut sichtbar. Bereits früher wies Henning Köhler auf das Motiv des Zurückschreckens vor der Welt, das heißt einer ängstlichen Besetzung der irdischen Konflikte, bei den Magersüchtigen hin. Wozu soll die Verbindung mit dieser Welt gut sein?

In der weiteren Entwicklung der Problemlösung und der Zielfindung schwingt der Therapeut von einer emotionalen Nähe zum Patienten wieder in eine Abstandsposition zurück. Hierin erkennen wir eine Verbindung zu der Punkt- und Umkreis-Meditation, die Rudolf Steiner den Heilpädagogen zur Selbstschulung gab.[16] Sie wird in einem gelungenen Gespräch ständig ausgeübt. Noch eine andere Gestik drückt sich im Bemühen des Therapeuten während des Gesprächs aus: Er versucht die Gedanken und emotionalen Regungen des Patienten so in sich wirken zu lassen, daß er auf die Spur der dahinterliegenden, sogenannten Bildekräfte kommt, indem er selbst innerlich diese Vorgänge nachschafft. (Diese Übung geschieht auch bei jeder Übergabe episodenhaft, im Kleinen für jeden Patienten und im Großen insbesondere in der therapeutischen Konferenz, von der später noch die Rede sein wird.) Wenn man Glück hat, wird diese Bemühung durch eine therapeutische Intuition belohnt. Selbstverständlich bedarf es mancher Rücksprache und eventuellen Supervision und Kontrolle, um sicher zu sein, daß sie frei von egoistischen Motiven des Therapeuten ist.[17] Gelingt dies aber, verspürt der Therapeut die Gnade, doch einen Einblick in einen einmaligen Schicksalsentwurf des Mitmenschen zu erhalten. Nach vergangenheitsgerichteter Anamnese und gegenwärtigem Befund kommt ihm hier ein Zukunftsstrom hilfreich entgegen.

Die therapeutische Konferenz

Wie schon erwähnt, werden im Kleinen bei den täglichen informellen Besprechungen und Übergaben grundlegende therapeutische Gesten fortwährend geübt. Denn was macht eine Handlung im Alltag therapeutisch? Ist es nicht das innere Zurücktreten des Therapeuten, der in der Reflexion seiner Arbeit eine Metaebene einnimmt und allein oder mit anderen episodenhaft Begegnungen mit seinen Patienten vor sich hinstellt, sie sozusagen nachschafft und dadurch möglicherweise zu therapeutischen Intuitionen gelangt? Schließlich kommt es vor der Anwendung jeder noch so unterschiedlichen therapeutischen Methode auf die therapeutische Haltung des einzelnen Therapeuten an. Dies aber kann gerade im therapeutischen Team vielfach geübt werden und insbesondere in der therapeutischen Konferenz.

Im Laufe einer Behandlung, die im Durchschnitt vier Monate dauert, wird jede Patientin mehrmals in der therapeutischen Konferenz besprochen. Dies geschieht an besonderen Eckpunkten des Behandlungsverlaufs, beispielsweise mindestens in der Eingangsphase, der Mitte und in der Beendigungsphase bzw. des Abschlusses der Behandlung. An der therapeutischen Konferenz nehmen alle an einer Behandlung Beteiligten teil. Sie wird von dem verantwortlichen Arzt bzw. Therapeuten geleitet und ergibt einen Durchgang durch die verschiedenen Therapieformen. Für die anderen Mitarbeiter dient die therapeutische Konferenz gleichzeitig als Weiterbildung und Übung.

Diese nachschaffende, sich einfühlende und in den Patienten hineindenkende Haltung kann am besten eingenommen werden, wenn die Besprechung in einer bestimmten Struktur gehalten wird. Johannes Bockemühl schlägt dazu ein siebenstufiges Vorgehen vor, wie es sich in den anthroposophisch-heilpädagogischen Einrichtungen bewährt hat.[18] Die erste Stufe wird «erste Begegnung – erste Eindrükke» genannt; sie soll das ganzheitliche Geschehen einer ersten Begegnung unvoreingenommen erfassen und auch die eigene Haltung beschreiben: «Alles, was dir begegnet, ist im Lebenslauf eines Kindes geworden, und es birgt in sich die zukünftigen Entwicklungen. Das Gegenwärtige ist nur der zusammenklingende geistig-seelische und körperlich-funktionelle Befund. Die momentane Begegnung zeigt mir das zusammengeraffte Bild der Biographie. Überall siehst du den Hinweis auf das Geistige wirken, ohne das Physische wird nichts Geistiges verwirklicht.»[19] Die zweite Stufe wird «Aufsuchung der Wahrnehmungsfelder» genannt; hier wird versucht, die Gestalt, die Physiognomie, den Gang, die Sprache und andere Äußerungsformen zu charakterisieren. Bei der Besprechung anläßlich der Aufnahme in die Klinik schließt sich jetzt die Schilderung der biographischen Anamnese unter Berücksichtigung des Erbstromes, Sozialisationseinflüssen und des Milieus, aber auch individueller Bestrebungen und Widerstände an. Bei Besprechungen während des Behandlungsverlaufs geben hier die einzelnen Therapeuten ihren Bericht. Auf der dritten Stufe, die «Bildgestaltung» genannt wird, versucht die Gruppe das Wahrgenommene miteinander zu vergleichen und zu ergänzen, so daß die «Rätselfigur des Kindes» (Rudolf Steiner) erscheinen kann. Im nächsten Schritt sollen dann die zugrundeliegenden Gesetzmäßigkeiten beurteilt werden. Hierzu sind menschenkundliche Gliederungsmöglichkeiten hilfreich, sei es in Form der funktionellen Dreigliederung des Menschen in Nerven-Sinnes-System, rhythmisches System und Stoffwechsel-Gliedmaßen-System oder die konstitutionelle Viergliederung nach physischem Leib, Lebensleib, Seele und Ich. Besondere Beachtung verdienen bei den Magersüchtigen die ätherischen Lebensprozesse: Atmung, Erwärmung, Ernährung, Ausscheidung, Wachstum, Aufbau und Erneuerung. Der diagnostisch-therapeutische Charakter einer solchen Konferenz drückt sich in der fünften Stufe aus, die «Resonanz von Prozessen als therapeutischer Einschlag» genannt wird und auf die therapeutische Intuition hinzielt. Hiernach werden auch therapeutische Entscheidungen gefällt. Die sechste Stufe beschäftigt sich dann mit deren Durchführung und der damit verbundenen Verantwortlichkeit. Auf der siebten Stufe schließlich bemüht man sich um eine Zusammenfassung und um prognostische Ausblicke, bei Besprechungen zum Behandlungsverlauf auch um kritische Rückblicke.

Wie eine magersüchtige neunzehnjährige Schülerin ihren fünf Monate dauernden Gesundungsprozeß in einzelnen Schritten erlebt hat, soll hier zum Abschluß stehen:

«Anfangs versuchte ich allein durch *Verstand* zu handeln! Ja, ich konnte nur durch stures Einsetzen des Verstandes weiterkommen, da ich mich auf mein Gefühl, das von der Krankheit beherrscht wurde, nicht verlassen konnte. Ich wollte gesund werden. Dafür mußte ich, das wußte ich genau, körperlich aufbauen. Ob ich es wollte oder nicht, ich kam da nicht drumrum. Ich dachte mir, vertrau ihnen einfach mal.

Es war also zu Anfang nur vernunftgelenktes Handeln. Verstand gegen *Gefühl*, das von der Krankheit befallen und verfälscht war.

Ich kann nicht sagen, wann und wie die Veränderungen kamen. Durch die Gespräche und Anwendungen begriff ich, daß mein Körper zum Aufbau eben mehr brauchte. Dann ließ ich mich durch Mitpatienten mitziehen, die schon ‹weiter› als ich waren. Über mein Gefühl war ich mir unsicher. Es half jedoch, daß ich genau in dem Augenblick genau das, was ich fühlte, jemandem erzählen konnte. Ja, nun irgendwann, wann genau konnte ich beim besten Willen nicht sagen, man merkt es auch erst, wenn die Veränderung vollzogen ist (nicht währenddessen), irgendwann löst eben das Gefühl den Verstand ab. Man hat plötzlich Vorlieben, Geschmack, Sattheitsgefühl. Man fühlt sich sogar gut dabei. Und so kommt's, daß man anfängt, auch körperlich aufzubauen. Da ist's auch wieder so, daß man den Vorgang selbst gar nicht so merkt, erst wenn man wirklich etwas kräftiger ist und man feststellt, daß sich das Vertrauen (anstatt der Skepsis) wirklich gelohnt hat: Der Nebel, den man wirklich um sein Gehirn hatte, hat sich verzogen; auch seelisch herrscht jetzt immer öfter Sonnenschein. Ich kann im einzelnen auch nicht sagen, was mir wohl geholfen hat. Anfangs ging ich eben zu den Therapien hin, ohne recht zu wissen, warum. Hauptsache die Zeit zwischen den Mahlzeiten verstrich irgendwie. Irgendwann mußte ich feststellen (ich glaube, es war, als ich an einer Märchenfolge mit Pastellkreiden arbeitete), daß ich mich doch tatsächlich auf das Malen selbst freute. Heileurythmie machte mir eigentlich schon immer Spaß, strengte mich zu Anfang jedoch schon noch an. Die Bothmer-Gymnastik, die ich zum Schluß habe, finde ich sogar genial! Vor allem in letzter Zeit hat sich bei mir sehr viel bewegt. Ich fühle mich in der Gruppe richtig wohl. Ich fand es richtig gut, als letzthin ein paar Mädchen nach dem Abendessen einfach hocken blieben und bis zum Abendkreis nur schwätzten, rumblödelten usw. Mir kommt's so vor, als ob die ganze Gruppe viel lockerer wäre – vielleicht habe aber auch nur ich mich endlich integriert und meine Distanziertheit abgelegt. Die Spaziergänge sind zum Höhepunkt des Tages geworden. Ich habe sie zwar schon immer gemocht, aber jetzt kann ich sie erst genießen, weil mir nicht jedesmal so kalt ist und weil ich nicht mehr im tranceähnlichen Zustand rumlaufe, sondern die Umwelt wieder wahrnehme ... Schön ist es, wenn die Träumerei wieder anfängt, wenn man denkt, wie es sein wird, wenn man draußen ist. Dabei kriege ich dieses Kribbeln im Bauch (nein, diesmal nicht im Magen!). Dieses Kribbeln, das man bekommt, wenn man sich auf etwas freut, etwas gespannt erwartet, auch etwas aufgeregt ist. Zumindest ist es ein positives Gefühl. Eines, das mir Mut macht, das mich aufbaut, an mich selbst zu glauben.»

Anmerkungen

1 Zum Begriff des «Normalen» vgl. Georg Kühlewind, *Vom Normalen zum Gesunden. Wege zur Befreiung des erkrankten Bewußtseins,* Stuttgart [5]1995.
2 Siehe dazu Markus Treichler, *Sprechstunde Psychotherapie,* Stuttgart 1993.
3 Vgl. A. Dührssen, *Psychogene Erkrankungen bei Kindern und Jugendlichen,* Göttingen 1954.
4 Gunthard Weber, Helm Stierlin, *In Liebe entzweit. Die Heidelberger Familientherapie der Magersucht,* Reinbek 1989.
5 Siehe Rudolf Steiner, *Heilpädagogischer Kurs,* GA 317, Dornach [8]1995.
6 S. Börner, *Familie in Bildern bei Anorexia nervosa,* Psychologische Diplomarbeit an der FH Landau/Pfalz 1990.
7 Siehe Hans Müller-Wiedemann, *Mitte der Kindheit. Das neunte bis zwölfte Lebensjahr. Beiträge zu einer anthroposophischen Entwicklungspsychologie,* Stuttgart [4]1994.
8 Christophe Rogez, Karl-Heinz Ruckgaber, Die klinische Anwendung der Bothmer-Gymnastik, in: *Der Merkurstab,* 5/1990, S. 319-327.
9 Solveig Schmitz, *Der anthroposophische Ansatz zur Therapie von Magersucht. Eine alternative Behandlungsmethode und ihre Erfolge,* Psychologische Diplomarbeit, Universität Hamburg, 1989.
10 Karl-Heinz Ruckgaber, Integrierte stationäre Psychotherapie bei Anorexia nervosa, in: *Der Merkurstab,* 4/1988, S. 261-266.
11 Siehe Rudolf Steiner, *Wahrspruchworte,* GA 40, Dornach [7]1991, S. 245.
12 Carl Rogers, *Gesprächspsychotherapie,* München 1975.
13 Michael Balint, *Fokaltherapie,* Frankfurt/M. 1973.
14 Paul von der Heide, *Das helfende Gespräch. Schritte der Ich-Tätigkeit,* Stuttgart 1991.
15 Rudolf Steiner, *Spirituelle Psychologie,* ausgewählt und herausgegeben von Markus Treichler, Stuttgart [2]1991.
16 Rudolf Steiner, a.a.O. (Anm. 5), S. 174
17 Karl-Heinz Ruckgaber, Die Einrichtung von externer psychoanalytischer Supervision in der Kinder- und Jugendpsychiatrie, in: *Praxis der Kinderpsychologie,* [6]1989, S. 210-215.
18 Johannes Bockemühl, Möglichkeiten einer menschengemäßen Kinder- oder Patientenbesprechung, in: *Seelenpflege in Heilpädagogik und Sozialtherapie,* Ostern 1994, S. 18-21.
19 Ebd., S. 19.

Aphorismus 1: Wollen

Es ist ein Engel und ein Teufel in mir, sie kämpfen einen wilden Kampf. Ich bin hin- und hergerissen, ich fühle mich ausgeliefert und kann mich als Individuum, als *Mensch,* oft nicht durchsetzen. Wo ist mein *Wille* und damit auch mein *eigenes Ich?*

Das ist sehr bedenklich, und das ist es auch, was mir solche Angst bereitet. Oft so riesige Angst.

Warum ist mein Ich so schwach geworden? Und wie kann ich es wieder stärken?

Ich bin oft so wenig da, daß andere Mächte von mir Besitz ergreifen können. Deshalb bin ich auch oft so handlungsunfähig, arbeits- und konzentrationsunfähig. Bin ich zu schwach oder bin ich zu weit weg, das heißt zu wenig in mir drin? Oft vermeine ich, Atmosphärisches, Geschehnisse *zwischen* den Menschen, die unsichtbar sind, zu spüren. Damit beschäftige ich mich. Und damit, was sie jetzt bewirken, was daraus entstehen könnte und so weiter. Auch bei mir beobachte ich so etwas. Ich glaube, ich lebe nicht als realer, normaler Mensch; ich glaube, ich bewege mich irgendwo *zwischen* den Dingen. Ich bin nicht hier und nicht dort (irdisch-geistig), ich schwebe, glaube ich, irgendwo zwischen Wach- und Unterbewußtsein. Daher lebe ich in *zwischenmenschlichen Geschehnissen* und nicht in mir selbst. Ich wache nicht richtig auf in meinem Körper. Aber ich bin auch nicht im Traum oder in geistigen Welten. Ich bleibe *zwischen* den Schwellen oder an den Schwellen hängen.

Jürgen Weik

Systemische Familientherapie

Einleitung

Der folgende Bericht ist ein Versuch, den Leser an den Behandlungsverläufen zweier Jugendlicher teilhaben zu lassen. Beide wandten sich bei unterschiedlicher Krankheitsdauer mit einer Anfrage der stationären Behandlung an uns. Das gesamte Spektrum der Erkrankung «Magersucht» – ambulante und stationäre Vorgehensweise – wird dadurch transparent. Bei der ersten Darstellung liegt der Schwerpunkt auf der ambulanten familientherapeutischen Vorgehensweise; die zweite Fallbeschreibung umfaßt die gesamte Schwere einer länger andauernden Erkrankung im stationären Kontext.

Fallbeispiel 1

Ambulantes Erstgespräch. Kontaktaufnahme

Die Eltern des Patienten und der behandelnde Kinderarzt hatten telefonischen Kontakt zu unserer kinder- und jugendpsychiatrischen Ambulanz aufgenommen. Die Anfrage galt der stationären Aufnahme des 18jährigen Sohnes der Familie K. Der niedergelassene Kinderarzt hatte die Diagnosen Anorexia nervosa, exzessiver Bewegungsdrang und Depression gestellt.

Der Kinder- und Jugendpsychiater Dr. R. delegierte die Anfrage an mich weiter und bat mich, mit der Familie K. ein ambulantes Erstvorstellungsgespräch für eine eventuelle stationäre Aufnahme telefonisch zu vereinbaren. Daraufhin nahm ich den Kontakt zur Familie K. auf und lud die gesamte Familie zu einem Erstvorstellungsgespräch ein.

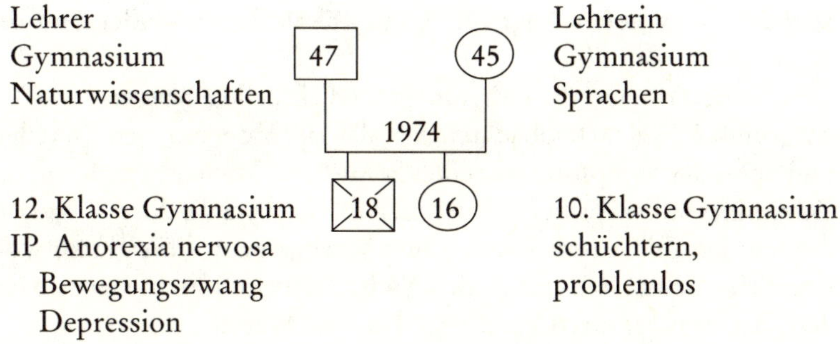

Abb. 1: Familiensituation zu Beginn der Behandlung (Erstgespräch)

Schon bei der Begrüßung gewann ich den Eindruck einer stark besorgten und verbal gewandten Familie. Der Vater setzte sich praktisch neben mich. Die Kinder setzten sich zwischen ihre Eltern, wobei Michael neben dem Vater saß und Claudia neben der Mutter. In ihrem Verhalten waren beide Jugendlichen im wesentlichen auf den Vater ausgerichtet. Das verbale und nonverbale Verhalten der Familie war zu Beginnsehr stark von Unsicherheit und großer Besorgnis geprägt.

Das «Joining», die Kontaktaufnahme, verlief anfangs schleppend. Das änderte sich erst in dem Moment, als ich mit meiner Fragestellung zu erkennen gab, daß ich das örtliche soziale Umfeld der Familie kenne. Eine offene Stimmung entstand, und ich begann mich wohlzufühlen, da ich es mit einer Familie zu tun hatte, die, nachdem sie ihre Unsicherheit gegenüber einem «psychosozialen Helfersystem» abgebaut hatte, familientherapeutischen Inhalten gegenüber aufgeschlossen schien. Vor allem der Vater gab mir gerne ausführliche Schilderungen des Familienlebens und zur Symptomatik seines Sohnes.

Zu den Inhalten des Erstgespräches:

Beide Eltern sind Lehrer und haben sich während des Studiums kennengelernt. Der Vater ist Oberstudienrat und unterrichtet Mathematik und Physik. Die Mutter ist Studienrätin und unterrichtet seit sechs Jahren nach einer zehnjährigen Beurlaubung wieder Englisch und Französisch. Beide Eltern arbeiten auf eigenen Wunsch nicht an demselben Gymnasium, sondern in zwei verschiedenen

Städten. Dazwischen liegt die Stammschule ihrer Kinder und der Wohnort der Familie.

Im weiteren stand die individuelle und aktuelle Anamnese im Vordergrund, wobei zu beobachten war, daß der Vater am meisten redete und unter der Symptomatik seines Sohnes litt. Michael wurde mit der Zeit immer stiller. Es fiel auf, daß sich Michael bei direkten Fragen an ihn mit dem Blick verunsichert zum Vater wandte, bevor er antwortete. Seine Schwester war stark verschüchtert und suchte ebenso mit dem Blick zuerst ihren Vater und dann die Mutter.

Michael wird von seiner Mutter als bis zu seinem dritten Lebensjahr sehr unproblematisches Kind geschildert. Die kindlichen Meilensteine Gehen, Sprechen und Sauberkeitsentwicklung waren zeitgemäß. An eine Trotzphase mit drei Jahren erinnern sich beide Eltern. Anschließend schildern sie abwechselnd Michaels Ängste vor Vögeln und Affen, die er lebend oder in Bilderbüchern sah. Dies verstärkte sich damals zunehmend und variierte mit neuen Angstmotiven wie Feuer, Tod und Teufel. Während der Kindergartenzeit traten diese Angstmotive immer mehr in den Hintergrund.

Bemerkenswert ist hierbei, daß dies bei den Eltern und Michael vollkommen in Vergessenheit geraten war. Die Schwester Claudia kommentiert diese Sequenz mit den Worten: «Bei mir war das aber nicht so.»

Die Einschulung gelang Michael gut. Er wird als schüchternes Kind geschildert. Er litt damals darunter, daß er zu den Kleinen der Klasse gehörte. Der Wechsel auf das Gymnasium war ein Wunsch von Michael und entsprach auch seinen kognitiven Fähigkeiten. Anfänglich begleitete ihn dort ebenfalls seine Schüchternheit und sein Kleinsein, wobei, wie er erwähnte, das in den letzten vier bis fünf Jahren wesentlich besser geworden sei und er inzwischen über gute Sozialkontakte verfüge. Es sei nun aber seit einem halben Jahr wieder so wie früher und noch viel schlimmer.

Die aktuellen Symptome werden wechselseitig von Michael und seinem Vater geschildert. Im Vordergrund stehen sein exzessives Muskeltraining am ganzen Körper im Sitzen in der Schule, sein Laufzwang in Form von täglichem stundenlangem Joggen und sein Rückzug bei Gemeinschaftsspielen wie Fußball oder Volleyball und bei Freundschaften. Seine Stimmung beschreibt Michael als lustlos, traurig und versagend. Suizidgedanken hätten sich eingestellt, und er habe ein schlechtes Gewissen beim Essen. Auf die Suizidgedanken angesprochen, versichert Michael, daß es Gedanken seien und er diese Grenze nicht überschreiten würde. Er habe offen mit den Eltern und dem behandelnden Kinderarzt gesprochen.

Erwähnenswert sei noch der Beginn seiner Symptomatik. Nach Absetzen eines Wachstumshormonpräparates bei einer Körpergröße von 1,70 m und einem Körpergewicht von ca. 58 kg seien die oben erwähnten Symptome aufgetreten. Das Medikament sei vom Kinderarzt verordnet worden, nach Rücksprache und Vorstellung an einer pädiatrischen Universitätsklinik. Ein Sportmediziner sei vom Kinderarzt in die Behandlung mit einbezogen worden, verstärkt einmal wöchentlich bei Auftreten der oben erwähnten Symptome konsultiert worden.

An dieser Stelle unterbrach ich das Vorstellungsgespräch und bat Dr. R., eine körperliche Untersuchung durchzuführen. Der körperliche Befund lag bei 1,70 m bei einem Gewicht von 46,1 kg. Auffallend war der athletische, abgebaute Körperbau des Jungen. Ansonsten waren die körperlichen Funktionen ohne krankhaften Befund. Nach einem kurzen Gespräch verständigten wir beide uns auf eine ambulante familientherapeutische Vorgehensweise von fünf Gesprächen. Die ärztliche körperliche Verantwortung würde im weiteren bei Dr. R. liegen.

Nach der Pause stellte ich kurz unser stationäres Konzept für Eßstörungen vor und teilte der Familie unsere oben erwähnte Vorgehensweise mit. Die Familie und Michael wirkten erleichtert und willigten in den Kontrakt von fünf ambulanten familientherapeutischen Gesprächen ein, wobei ich noch erwähnte, daß das fünfte Gespräch ein Bilanzgespräch sei, in dem dann die weitere Vorgehensweise neu überdacht werden könne – stationäre oder ambulante Weiterbehandlung. Als Aufgabe und Intervention gab ich der Familie und Michael mit auf den Weg, «nicht über das Thema Essen zu sprechen sowie die Waage zu entfernen». Einwilligung erfolgte, und es wurde ein Termin in zehn Tagen vereinbart.

Zur Systemerkennung:
Ich nahm eine in sich geschlossene, betroffene Familie mit drei Zweier-Subsystembildungen – Vater-Sohn, Tochter-Mutter und Mutter-Vater – wahr und eine unscheinbar am Rande stehende Tochter. Ich konnte wahrnehmen, daß es die Familie meisterlich verstand, Affekte zu verbergen. Es plauderte sich mit dieser verbal geschulten Familie recht gut. Michael erlebte ich als innerlich zerrissen. Den engen Bindungsansprüchen seines Vaters, so vermutete ich, standen seine Bedürfnisse, Wünsche entgegen, sich altersgemäß «eigenverantwortlich» abzulösen. Ich konnte wahrnehmen, daß Frau K. um die enge Beziehung zwischen ihrem Mann und ihrem Sohn wußte, sich aber selber an ihren Mann und ihre Tochter gebunden fühlte. Sie gab noch einen versteckten Hinweis auf die anstehende Ablösung von Michael, indem sie Veränderungsprozesse in der Familie ansprach: «Eigentlich müßte Michael Eigenveranwortung übernehmen und nicht *wir* sein Eßverhalten kontrollieren wie damals, als er ein Baby war.» Auffallend war, daß Herr und Frau K. immer in einer Wir-Form sprachen, sei es als Ehepaar oder als Eltern, sowie ihre Beziehung zu Michael und Claudia in «wir» ausdrückten.

Die Kommunikationsmuster waren deutlich zu erkennen. Der besorgte, leidende Vater zeigte sich als «Ankläger», die vermittelnde Mutter als «Beschwichtiger». Michael verhielt sich verwirrt-bewegt (äußerlich erstarrt). Claudia äußerte sich zurückhaltend, gegenüber ihrem Bruder eher ausweichend und abwertend.

Erste spontane Hypothesenbildung:
Meine erste Systemwahrnehmung nach dem Erstgespräch war, daß ich ein Familiensystem erlebte, das sich in sich geschlossen hatte, daß Michael sehr viel tun, bewegen mußte, ohne daß es zu einer Öffnung des Systems gekommen war. Seine Symptome dienten dazu, daß es nicht zu einer altersentsprechenden Ablösung kam, ebenso «neue Erfahrungen, Welt-Erleben» an die Familie gebunden blieben. Auf der familiären Ebene erlebte ich ein übersteigertes Wir-Erleben. Das System verhinderte jegliche weitere Individuation der Familienmitglieder. Die Paar-Ebene konnte ich in dem Gespräch kaum wahrnehmen, außer in der erwähnten Sprachform. Beide Eltern saßen neben-

einander, und jeder hatte sein Kind, wobei die Symbiose Vater-Sohn sehr bestimmend war und mich die Frage anschließend beschäftigte: Wie wird der Sohn bei seinem Vater zum Mann? Dies waren in kurzer, prägnanter Weise meine Hypothesen, die ich mir spontan nach dem Gespräch notiert hatte.

Erstes familientherapeutisches Gespräch

Das folgende Gespräch fand zehn Tage nach dem stationären Vorstellungsgespräch statt.

Kontrakt:
Zu einem eigentlichen inhaltlichen Arbeitskontrakt kam ich in der ersten Stunde nicht. Wie schon erwähnt, hatte ich bei dem Vorstellungsgespräch einen zeitlichen Kontrakt mit der Familie vereinbart (fünf Gespräche, wobei das fünfte Gespräch ein Bilanzgespräch sein würde mit der Frage: ambulante oder stationäre Weiterbehandlung?). Diese Vorgehensweise wähle ich aus verschiedenen Gründen. Erstens haben wir sehr viele Anfragen und eine Warteliste für stationäre Behandlung. Andererseits bieten sich diese Gespräche als Motivationsgespräche an. Gelingt es, in fünf Gesprächen zu einer Veränderung zu kommen, so ist dies für alle Beteiligten erfreulich. Die Arbeitskontraktbildung hatte ich mir für das erste Familiengespräch vorgenommen. Die Familie hatte große Mühe, sich auf ein Thema für diese Stunde festzulegen. Ich spürte einen großen Erwartungsdruck auf mir lasten und eine gewisse Unsicherheit in mir aufsteigen. Anknüpfend an meine Intervention – nicht über das Essen zu sprechen und die Waage zu entfernen –, versuchte ich, einen Schleichweg zu gehen. Die Familie und Michael konnten diese Verabredung einhalten und fühlten sich entlastet. Michael gab dann das Zauberwort für den Kontrakt der Stunde sowie der weiteren Gespräche: «Ich fühle mich, bedingt durch die getroffenen Verabredungen, mehr eigenverantwortlich.»

Im weiteren war es der Familie wichtig, über die Themen Selbstverantwortung, die Stimmung in der Familie und über Ablösung zu sprechen. Im ersten Moment war ich sehr überrascht, mit welcher Sicherheit und Einigkeit die Eltern, Michael und seine Schwester diese Themen in das Gespräch einbrachten. Ein starkes Harmoniebedürfnis wurde für mich deutlich, ebenso zeigte sich kein Konfliktpotential. An dieser Stelle unterbrach ich das Gespräch für eine Pause. Dies hatte ich der Familie zu Anfang schon angedeutet. Michael wurde in der Pause vom Arzt gewogen und kurz untersucht.

Fallstricke

Nach der Pause wirkten die Familie und Michael noch entspannter. Dieses Bild griff ich spontan mit der Frage auf: «Wie erklären Sie sich bzw. erklärst du dir die entspannte Stimmung im Raum?» Die Eltern begründeten dies mit der Gewichtszunahme ihres Sohnes (er hatte 1,1 kg in 10 Tagen zugenommen). Michael stimmte seinen Eltern spontan zu, ohne innere Beteiligung. Bei diesem Vorgang wurde mir deutlich, wie die einzelnen Mitglieder der Familie ineinander verstrickt waren, so daß die Grenzen viel zu schwach waren, um die einzelne Individualität zu definieren.

Im weiteren Gespräch wandte sich der Vater mit einer Frage an mich, die sie nicht entscheiden könnten. Es ging darum, ob Michael eine Fahrradtour von 180 km zu seiner Oma unternehmen könnte. Bei dieser Frage fühlte ich mich stark an Familiensysteme mit einem «abhängigen IP» (IP = Index-Patient) erinnert, in denen sich die Familie in jener Form von Abhängigkeit befindet, wo Verpflichtung, Treue und Wohlergehen des Systems absoluten Vorrang haben. Die Familie offenbarte ihr Weltbild, in dem das Zusammenleben durch einen möglichst reibungslosen Ablauf der alltäglichen Pflichten und durch Erfüllung äußerer Erwartungen über richtiges Erziehungsverhalten definiert wird. Das Kontrollbedürfnis der Eltern wurde deutlich und damit auch die tiefe Unsicherheit vor Gefühlen, vor Konflikten, die nicht verbal-intellektuell lösbar sind. Die Fragestellung, mit der die Verantwortung abgegeben wird, die Orientierung an der «Fachmeinung», dem «Rezept», dem «Lehrbuch» symbolisiert ebenfalls die Suche nach äußerem Halt durch die Identifikation mit Regeln. Anders formuliert: Begibt sich der Therapeut in den Fallstrick der Abhängigkeit des Systems, so verliert er seine Neutralität.

Im weiteren Verlauf des Gesprächs legte ich den Fokus auf Michaels Selbstverantwortung. Dieser äußerte den Wunsch, eine Woche bei der Oma zu verbringen und die Radwegstrecke mit einer Übernachtung in einer Jugendherberge zu bewältigen. Er wolle seine Eigenständigkeit überprüfen, sei es das Essen oder seine Bewegungsbedürfnisse betreffend. Falls es nicht gut gehen sollte, sei er auch zu einem stationären Aufenthalt bereit. Seine Eltern konnten sich nach längerem Zögern auf diese Verabredung einlassen.

Wir vereinbarten den nächsten Termin in vierzehn Tagen.

An dieser Stelle nahm der therapeutische Prozeß eine entscheidende Wendung. Michael war sehr gut mit seiner Eigenverantwortlichkeit zurechtgekommen. Sein Eßverhalten hatte sich während seines einwöchigen Ausfluges normalisiert. Nach monatelanger Enthaltsamkeit konnte er wieder Süßigkeiten essen. Ein schlechtes Gewissen sei dabei nicht eingetreten. Seinen Bewegungsdrang konnte er sehr stark zurücknehmen. Keimhaft seien ihm wieder lang vergessene Interessen in den Sinn gekommen. Dies führte dazu, daß sich die Eltern besser von Michael abgrenzen konnten. In den letzten vierzehn Tagen konnte Michael sein Gewicht stabilisieren.

Im vierten Gespräch, das vierzehn Tage später stattfand, war Michaels Schulproblematik Thema. Seine Symptomatik trat immer mehr in den Hintergrund. Sein Gewicht lag bei über 50 kg. Seine Traurigkeit und sein Zwang, sich bewegen zu müssen, verflüssigten sich. Die Familie wirkte gelöst und war sich bewußt, daß eine Neuorientierung für alle Beteiligten anstand. Im weiteren Gesprächsverlauf baten die Eltern um ein Paargespräch. Dies wurde von den Kindern freudig kommentiert. In diesem Gespräch standen die Neuorientierung und der Ablösungsprozeß von Michael im Vordergrund. Offen sprach Frau K. die innige Bindung ihres Mannes zu seinem Sohn an.

Insgesamt fanden acht familientherapeutische Gespräche statt: ein Vorstellungsgespräch, fünf familientherapeutische Sitzungen, wobei der fünfte Termin ein Bilanzgespräch war, und noch zwei daran anschließende Gespräche, die die Familie sich einstimmig gewünscht hatte, im Abstand von sechs bis acht Wochen. Die gesamte Behandlungsdauer betrug ein halbes Jahr.

Erwähnenswert ist an dieser Stelle noch der körperliche und psychopathologische Befund von Michael. Er hatte im vergangenen Zeitraum wieder sein Ausgangsgewicht erlangt. Seine Bewegungssymptomatik und seine Traurigkeit standen nicht mehr zur Diskussion. Die Überkontrolle seiner Gefühle und Empfindungen waren in seinem Symptom sichtbar geworden. Seine Ablösung ist altersgemäß in Bewegung.

Die Familie konnte ihren erwähnten «Kreislauf» unterbrechen und verändern. Ressourcen wurden wahrnehmbar und zum Erlebnis des einzelnen. Fördernd war hierfür der stets gute Kontakt des Paares untereinander. Wenn es auch nur zu einem kurzen, einmaligen Paargespräch gekommen war, erlebte ich das Paar hochmotiviert und reflexionsbereit. Von ihrer Fähigkeit, sich einzulassen, und ihrer Spontaneität war ich beeindruckt. Trotz ihrer «Beschwichtigerrolle» zeigte Frau K. großes Verständnis für ihren Mann. Herr K. konnte seine Position des «leidenden Anklägers» aufgeben und die sich bietende Chance der Öffnung nutzen.

Nach einem halben Jahr gab es eine telefonische Rückmeldung der Familie, daß sie das Gefühl habe, auf einem guten individuellen wie familiären Weg zu sein.

Fallbeispiel 2

Erstgespräch mit Familie B. und stationäre Behandlung von Mareike B.

Sich kennenlernen:
Familie B. wandte sich mit der Fragestellung einer ambulanten familientherapeutischen Therapie an uns. Am Telefon war noch zu erfahren, daß Mareike jeglichen stationären Aufenthalt in einer Klinik konsequent ablehne, ambulanten Gesprächen gegenüber aber offen sei.

In der ersten Begegnung lerne ich eine aufgeschlossene, therapeutisch geschulte Familie kennen.

Mareike, fünfzehn Jahre alt, ist das älteste von zwei Kindern in der Familie. Sie hat noch einen dreizehnjährigen Bruder. Der Vater ist von Beruf Architekt und selbständig. Die Mutter ist als Dolmetscherin und Übersetzerin im Verlagswesen tätig. Beginn der Erkrankung Mareikes vor drei Jahren, bei einem Ausgangsgewicht von ca. 41 – 42 kg und einer Größe von 1,60 m. Seitdem nicht mehr gewachsen. Rapider körperlicher Abbau innerhalb von fünf Monaten auf 29 kg. Notfallmäßig in lebensbedrohlichem Zustand in eine Kinderklinik eingeliefert. Sechswöchiger Klinikaufenthalt, mit Infusion und Heilnahrung (Fresobin) behandelt, sowie einmal wöchentlicher Gesprächstherapie. Entlassung bei 35 kg. Die Nachbetreuung erfolgt an der Kinderklinik. Nach sechs Monaten wieder auf 29 kg abgemagert. Zweiter stationärer Aufenthalt von zwei Monaten (Entlaßgewicht 38 kg). Danach kann sich Mareike ca. ein Jahr bei 35 kg körperlich mehr oder weniger halten. Seit zehn Wochen wieder verstärkter körperlicher Abbau.

Mareike weigert sich beim Erstvorstellungsgepräch, sich vom Arzt wiegen zu lassen. Behauptet, sie wiege 30 kg und die Verantwortung liege bei ihrer Mutter, die sie täglich wiege. Dies sei so mit dem behandelnden Hausarzt vereinbart. An dieser Stelle des Gespräches schildert der Vater, daß er sogar häufig freiwillig mit Mareike Fresobin getrunken habe, sie es aber immer wieder geschafft habe, ihn auszutricksen, und statt dessen Milch getrunken habe. Bei all diesen kurzen Schilderungen von Mareikes Krankheitsgeschehen entsteht eine tief bedrükkende Stimmung und Spannung im Raum. Die Familienmitglieder sind so ineinander verstrickt, daß die Grenzen viel zu schwach sind, um den einzelnen zu definieren und zu schützen. Familie B. befindet sich in jener Form von gegenseitiger Abhängigkeit, bei der jegliche Veränderung von außen (Klinik, Arzt, Therapeut) bisher gescheitert ist.

Im weiteren steht die individuelle Anamnese von Mareike im Vordergrund des Gespräches: Schwangerschaft der Mutter und die Geburt des Kindes verliefen ohne größere Komplikationen. Im vierten Monat wurde eine Hüftdysplasie diagnostiziert und mit einer Spreizhose behandelt. Ein Leistenbruch im neunten Monat wurde notfallmäßig operiert. Dieses Ereignis wird von den Eltern als traumatisch erlebt und geschildert. Seitdem hatte Mareike Einschlafstörungen bis zu ihrem zehnten Lebensjahr. Sie konnte nur noch zwischen beiden Eltern einschlafen. Die kindlichen Meilensteine waren zeitgemäß, eine Trotzphase erinnerlich. Kindergartenzeit und Einschulung waren stark von Trennungsängsten bestimmt. Mareike wird als waches, aufmerksames, begabtes Kind geschildert. An Kinderkrankheiten sind Röteln, Windpocken und zweimal Scharlach erinnerlich. Nach der Grundschule Wechsel auf das Gymnasium. Anfangs wieder verstärkt Ängste vor dem Neuen. Gute Schülerin mit sehr vielen Hobbys (Reiten, Malen, Töpfern, Klavier spielen). Mit zwölf Jahren trat die Periode ein. Sie hat sie nach eigenen Angaben sechsmal gehabt. Es sei noch erwähnt, daß Mareike noch einige Milchzähne hat.

Nach einer kurzen Pause Verständigung auf vier familientherapeutische Gespräche im Abstand von vierzehn Tagen. Die weitere medizinische und ärztliche Verantwortung liegt bei dem behandelnden Hausarzt.

Ein neuer Entschluß.
Zusammenfassung der ambulanten Gespräche

Zum nächsten Gespräch erscheint Mareike mit einer geschwollenen Augenbraue und einem «Veilchen». Die Familie wirkt sehr verunsichert. Mareike ist zu Hause auf der Treppe ausgerutscht und gestürzt. Die Platzwunde mußte genäht werden.

Was muß noch passieren? Eine verzweifelte Stimmung entsteht im Gespräch. Mareike läßt ihren Tränen freien Lauf. Betroffenheit, Traurigkeit ist spürbar. Ein therapeutisches Nähe-Moment entsteht. Mit zaghafter, leiser Stimme fragt Mareike nach dem therapeutischen Konzept hier an der Klinik. Im weiteren Gesprächsverlauf wird der Therapieplan erläutert.

Therapieplan für Patienten		Name: Zimmer:
Zeit	Mo. Di. Mi. Do. Fr.	
7.45-8.00	Morgenkreis für alle Kinder und Jugendlichen	
8.00-8.30	Frühstück	
anschließend	Schule für Kranke Kunsttherapie Einzelpsychotherapie	
12.05-13.00	Gemeinsames Mittagessen im Speisesaal	
13.00-15.00	Mittagsruhe mit körperlicher Anwendung	
anschließend	Kunsttherapie Familientherapie	15.00 Gruppenpsychotherapie
16.30	Gemeinsamer Spaziergang	
17.30-18.00	Abendessen	
18.15-19.00	Abendkreis für Jugendliche Äußere Anwendungen (Ganzkörper-Einreibungen)	

Den Morgenkreis gestaltet der diensthabende Arzt, der Nachtdienst hatte, in Form einer Geschichte, eines Rätsels oder eines Naturphänomenes. Zum Abschluß wird noch der Morgenspruch, den Rudolf Steiner für die oberen Klassen der Waldorfschule gegeben hat, gesprochen (siehe dazu oben, S. 26). Das Frühstück nehmen die Jugendlichen entweder gemeinsam oder allein in ihrem Zimmer ein. Das Mittagessen wird gemeinsam im Speisesaal der Filderklinik, wo ein Tisch für die Jugendgruppe reserviert ist, eingenommen. Das Abendessen gestalten die Jugendlichen im Aufenthaltsraum selbst. Als Verabredung gilt, beim Essen nicht über das Essen zu sprechen. Daran halten sich auch die Kinder und Jugendlichen, die nicht wegen Eßstörungen stationär aufgenommen sind. In der Schule für Kranke erhalten die Kinder und Jugendlichen je nach Stand der Behandlung täglich Unterricht. Bei den Patienten mit psychosomatischen, chronischen Erkrankungen werden insbesondere Heileurythmie und künstlerische Therapien sowie einzelpsychotherapeutische und familientherapeutische Maßnahmen angeboten.

Im weiteren werden noch die stationären Regeln und Verabredungen erarbeitet. Ich erwähne, daß wir hier keinen Walkman oder Fernseher wünschen, daß kein Essen von außerhalb mitgebracht werden darf sowie daß wir nur einmal in der Woche wiegen und eine untere Sondierungsgrenze vom Arzt festgelegt wird.

Mareike folgt diesen Ausführung sehr aufmerksam. Plötzlich hat sie sehr viele Fragen. Sie wird neugierig. Der heilpädagogische, rhythmisch gestaltete Tagesablauf ist für sie neu und hinterläßt einen fragenden Eindruck.

Im zweiten familientherapeutischen Gespräch schildert die Familie, wie anfängliche Hoffnung nach dem letzten Gespräch zu Hause aufgekommen sei. Mareike hat verschiedentlich mit ihren Eltern darüber gesprochen. Sie schildert auch, daß hier alles anders sei, als was sie bisher in Kliniken erlebt hat. Im gleichen Atemzug rückt sie dies aber wieder zurecht. «Wenn ich in eine Klinik gehe, dann müßt ihr (die Eltern) für zwei, drei Monate ins Ausland gehen.»

Therapeut: Wer bestimmt, ist es die Krankheit, oder sind es deine gesunden Kräfte?

Mareike: Wie meinen Sie das?

Th.: Laß mich die Frage anders stellen: Nehmen wir einmal an,

100 Prozent wäre Gesundheit. Wieviel Prozent hat im Moment heute die Krankheit? (An die Eltern gewandt:) Wie schätzen Sie das Verhältnis von Gesundheit und Krankheit bei Ihrer Tochter ein?

M.: Fällt mir schwer, diese Frage zu beantworten. (Sie zögert.) Ja ... wenn ich ehrlich bin, ist die Krankheit zu 75 Prozent anwesend.

Vater: Ich denke, 60 zu 40 Prozent für die Krankheit.

Mutter: An die 70 Prozent. Fällt mir aber schwer, dies zu beurteilen.

Th.: Mareike, deine Einschätzung entspricht auch meiner. Beeindruckt bin ich im Moment von deiner Ehrlichkeit dir gegenüber. Mit den 25 Prozent gesunden Kräften würde ich mich / würden wir uns gerne verbinden, mit der Krankheit nicht. Was, denkst du, könnte für dich eine Unterstützung sein, damit deine 25 Prozent gesunden Kräfte wieder wachsen könnten? Das kannst du dir bis zum nächsten Termin überlegen.

Vierzehn Tage später. Zu Beginn des Gesprächs steht die Frage im Mittelpunkt: Wie geht es weiter? Mareike wiegt zur Zeit unter 30 kg. Ihre Eltern haben ihr den Schulbesuch untersagt. Mareike schildert, daß sie das letzte Gespräch und die Frage nach Unterstützung sehr beschäftigt hätten, sich dann aber immer eine Stimme gemeldet habe: «Das darfst du nicht.» Dies sei wie mit dem Essen. Ein furchtbar schlechtes Gewissen stelle sich dann immer ein. Starkes Heimweh würde bei dem Gedanken «Klinik» jetzt schon entstehen. So sei es schon immer gewesen, wenn etwas Unbekanntes, Neues in ihren Alltag trete. Mareike erneuert ihre Forderung an die Eltern: «Falls ich in die Klinik gehe, müßt ihr verreisen!» Die Eltern stellen klar, daß dies für sie nicht in Frage kommt. Mareike akzeptiert weinend. Sie kann diesem verrückenden Gedanken lachend-weinend nachspüren.

An diesem Punkt des Gespräches ist zu bemerken, daß die Fronten Eltern/Tochter sich öffnen. Zaghafte Veränderung des festgefahrenen Umgangs miteinander ist spürbar.

Die Eltern fragen nach dem frühesten Termin für eine stationäre Aufnahme. Mareike kann uns jederzeit anrufen, wenn sie sich für eine stationäre Behandlung entscheidet, und wir finden dann eine rasche Lösung. Im weiteren bleibt es bei unserer getroffenen vierzehntägigen Verabredung.

Vier Tage später ruft Mareike überraschend an: «Wann kann ich kommen?» Sie erhält eine spontane Zusage für die nächste Woche. Es ist das erste Mal, daß Mareike freiwillig in eine Klinik geht.

Stationärer Aufenthalt.
Neuer Ort, neue Menschen, neue Chancen

Ärztlicher Befund bei der Aufnahme: Die fünfzehnjährige Patientin wurde in einem extrem kachektischen Zustand aufgenommen. Das Minimalgewicht lag bei 29,3 kg bei einer Körpergröße von 1,60 m. Das Normalgewicht nach der Broca-Regel beträgt dementsprechend 52,7 kg, die untere zweifache Standardabweichung liegt bei 40 kg! An weiteren anorektischen Zeichen bestanden eine Bradykardie um 40/min, eine Hypotonie von 70/35 mmHg, eine sekundäre Amenorrhö, eine verzögerte Pubertätsentwicklung im Stadium T2, B3, Frieren, blau-livide verfärbte Akren, Hypertrichosis, Meteorismus und Obstipation. Psychisch wirkte das Mädchen freundlich-zugewandt, jedoch heimlich dissimulierend. Im hier abgeleiteten EEG bereits mäßige Allgemeinveränderungen in Form von dominierenden Deltawellen und intermittierenden Betawellenüberlagerungen. Im EKG altersentsprechender Kurvenverlauf. Laborchemisch noch Normalwerte.

Der Einstieg in den heilpädagogisch orientierten Tagesablauf gelingt Mareike erstaunlich gut. Heimweh tritt zwar täglich auf, doch fühlt sie sich in der Jugendgruppe gut aufgenommen. Es finden täglich stützende Gespräche mit ihr statt. Eine Sondengrenze von 29,0 kg wird mit ihr vereinbart. Mareike wird in unser psychosomatisches Jugendprogramm einbezogen mit zweimal wöchentlicher Einzelgesprächs-Psychotherapie und einmal wöchentlicher Gruppentherapie sowie zweiwöchentlichen familientherapeutischen Sitzungen. An äußeren Anwendungen zur Wiederherstellung eines gesunden Körperbildes erhält sie mittägliche Schafgarben-Bauchwickel sowie zweimal wöchentlich Ganzkörpereinreibungen mit Lavendelöl. Als Bewegungstherapie wird Heileurythmie täglich sowie Maltherapie eingesetzt. Im weiteren Therapieverlauf kommen noch Musiktherapie und im Wechsel zur Beendigung der stationären Phase Sprachgestaltung mit hinzu. Anfänglich entspricht das Bild in den künstlerischen Therapien dem zwanghaft-erstarrten psychischen Eindruck mit stark vorherrschendem Vorstellungsleben. Ein starkes Harmoniebedürfnis kann bei der Maltherapie in der Bildgestaltung wahrgenommen werden.

In den ersten drei Wochen kommt es zu keiner körperlichen Zunahme. Mareikes Gewicht schwankt um ± 100 g. Wachsendes Mißtrauen entsteht im Team. Die Frage der Manipulation wird erstmalig diskutiert. Bei überraschendem Wiegen beträgt das minimale Gewicht 28,8 kg. Am selben Tag, kurze Zeit später, kommt ein überraschender, verzweifelter Anruf des Vaters. Er sei nicht mehr bereit, die Krankheit weiter zu unterstützen, auch wenn er jetzt der Verräter in der Familie sei. Unverständnis meinerseits: «Was meinen Sie damit?» Der Vater erklärt, Mareike sei nur deshalb in die Klinik gegangen, weil ihre Mutter ihr versprochen habe, die Waage in die Klinik zu schmuggeln.

Kurzfristiges Gesprächsangebot an die Familie. Wie geht es weiter? Krise als Chance, Ausstieg aus dem Teufelskreis der Krankheit. Mareike darf die Waage freiwillig abgeben. Nach kürzerem Zögern ist sie dazu bereit, weil sie weiß: Falls dies nicht geschieht, wird sie auch in ihrem Zustand entlassen. Mit Mareike und ihren Eltern werden in diesem Gespräch die Ziele der stationären Behandlung besprochen. Im Körperlichen möchte Mareike hier die 40-kg-Schwelle überwinden und jugendlich werden. Sie ist wütend auf die Krankheit, die ihr so viel unmöglich macht, was für gleichaltrige Mädchen selbstverständlich ist. Sie möchte die Magensonde so schnell wie möglich loswerden und wieder anfängliche Eigenverantwortlichkeit übernehmen.

Über sechs Wochen wird eine Sondenernährung mit 1000 kcal Fresobin täglich durchgeführt, bei gleichzeitigem eigenständigem Essen. Zur Akzeptanz der Sondenernährung wird einmalig eine Imap-Injektion intramuskulär verabreicht. Kurze Zeit später wird eine interkurrente Maserninfektion durchgemacht. Bei Erreichen von 35 kg wird die Sondenernährung beendet. Während dieser Zeit nimmt Mareike an allen in der Klinik stattfindenden Therapien und Veranstaltungen des Tagesablaufes teil. Aktivitäten außerhalb der Klinik werden ihr untersagt.

Eigenverantwortlichkeit bildet sich neu. Die Überlegung «Was denken die andern?» tritt in den Hintergrund. Therapeutische Nähe entsteht im Alltag, bei den Kunsttherapien, den abendlichen Einreibungen und den Einzelgesprächen. Das Syndrom tritt immer mehr in den Hintergrund. Alte Fähigkeiten und neues Interesse keimen auf. Mareike sucht inzwischen auch eigenständig fragend den Kontakt zum Team.

Mareike hatte sich auf das therapeutische stationäre Arrangement eingelassen. Sie bemerkte, wie ihr klare Verabredungen im Alltag und das kunsttherapeutische Angebot eine Hilfe waren. Das Symptom Magersucht trat in den Hintergrund. Gewohntes, suchtbestimmtes Verhalten wurde in Frage gestellt. Jugendliche Rebellionsthemen wurden von ihr aufgegriffen und in den einzel- und familientherapeutischen Gesprächen thematisiert. Denn zu dem Zeitpunkt, als Mareike ins Jugendalter gekommen war und Zugang zur Welt der Jugendlichkeit (Musik hören, Klamotten, Jungs, Schminken etc.) gefunden hatte, hatten ihre Ansprüche und ihr Ausprobierenwollen die implizierte Ordnung der Familie in Frage gestellt. Eine eigenständige Meinungs- und Urteilsbildung war ihr zu dem damaligen Zeitpunkt nicht gelungen, da sie mit diesen Annäherungen an die Außenwelt die Grundlagen von Loyalität und gegenseitiger Abhängigkeit in der Familie in Frage gestellt hatte. Das Thema Rockmusik, insbesondere die Rockgruppe «Die Toten Hosen», hatte zu erbittert geführten Auseinandersetzungen zwischen ihr und ihrem Vater geführt. Die Mutter hatte hierbei beschwichtigend, versöhnend zu wirken. Das beginnende Symptom hatte symbiotische Lösungsversuche erzeugt, da sich die jugendliche Suchbewegung in einer Suchterkrankung manifestierte. Die aufkeimende Eigenverantwortlichkeit war in paradoxer Weise in dem «Sich-Dünnemachen» verifiziert worden. Individuelle biographische Motive traten in diesem Stadium der Behandlung in den Vordergrund, da Mareike in verwandelter Form Mittelpunkt der Familie wurde.

Was war geschehen? Ihre Eltern befanden sich beruflich bedingt längere Zeit im Ausland, der Vater in Skandinavien, die Mutter in Mittelamerika und ihr Bruder in Spanien. Diesen Abstand, vor Monaten noch undenkbar, erlebte Mareike für sich als eine einmalige Chance. Ihr Bedürfnis nach elterlicher Nähe und ihr Heimweh bestimmten ihren Alltag kaum noch. Vor Monaten unvorstellbar, jetzt berührende Briefe und Telefonate aus der ganzen Welt. Ihr Weltinteresse war wieder geweckt. Aufkeimende Zukunftsorientierung. Mareike meinte, daß sie sich, wenn sie die Krankheit einigermaßen überwunden habe, zum ersten Mal vorstellen könne, ohne ihre Eltern zu verreisen.

Ihre Gedanken und Gefühle waren zur damaligen Zeit sehr mit Thornton Wilders Stück «Schlafwagen Pegasus» beschäftigt. Die Jugendgruppe studierte in den Sommerferien dieses Theaterstück ein. Mit einer Mitpatientin und der Leiterin des Schauspiels trug Mareike wesentlich zum Gelingen der Aufführung bei. Sie bemerkte, daß ihr neue, bisher nicht erlebte Fähigkeiten zur Verfügung standen. Dies nahm sie ebenso in ihrem maltherapeutischen und heileurythmischen Prozeß wahr. Die zweimal wöchentlich erfolgenden Ganzkörpereinreibungen waren ihr inzwischen sehr wichtig geworden. Immer öfter richtete Mareike ihren Blick in die Zukunft. Bei Tagesbeurlaubungen und Besuchen am Wochenende zu Hause näherte sie sich behutsam der Außenwelt wieder an. Aus diesen gesammelten Erfahrungen entstanden bei ihr die Fragen: Wie soll es weitergehen? Schaffe ich es, mich wieder in den Alltag meiner Familie einzugliedern? Könnte es mir nicht eine Hilfe sein, die Schule zu wechseln? Dies war der Zeitpunkt, wo Mareike zum ersten Mal konstruktive Fragen, die die Zukunft betrafen, in die Gespräche mit ihr und ihrer Familie einbrachte. Ebenfalls bemerkte sie ihre körperlichen und seelischen Veränderungen, sei es ihr Körpergefühl, ihr Hunger-/Sattheitsgefühl und ihre zurückkehrende Lebensfreude. Im körperlichen Aufbau war eine Kontinuität von ca. 500 g Gewichtszunahme pro Woche für sie akzeptabel. Nach Beendigung der Sondenernährung war es ihr möglich, anfänglich noch schwankend-zögerlich, bis 38 kg konstant zuzunehmen. Vor dieser Gewichtsschwelle schreckte sie richtiggehend zurück. Es kam zu einem wochenlangen Stillstand der Behandlung, denn dies war das Entlaßgewicht bei ihren vorhergehenden stationären Behandlungen gewesen. Verstärkt traten wieder alte Konflikte mit den beteiligten Mitarbeitern bei der Behandlung zutage. Die Krankheit meldete sich. Wochen vergingen mit zähem Ringen um die Frage: Wo finde ich Halt? Was wird den Platz einnehmen, wenn die Krankheit nicht mehr da ist? Diese Fragestellung führte bei der Familie zu einer verstärkten Verunsicherung. In den therapeutischen Besprechungen wurde zum ersten Mal die Gefahr der Chronifizierung diskutiert. Mit Offenheit wurden mit Mareike und ihrer Familie die Schulfähigkeit, ihr körperliches Wachstum und die Periode angesprochen.

Die Behandlung befand sich in einem entscheidenden Stadium. Würde es Mareike gelingen, ihre Krankheit mit den ihr angebotenen und beschriebenen Hilfen zu verabschieden? Die Gefahr der bleibenden Schädigungen war ihr bewußt. Dies gab ihr im weiteren eine neue Motivation. Ebenso entschloß sie sich, die Schule zu wechseln. Bei der stattfindenden Probestunde in ihrer neuen Klasse fühlte sie sich sehr wohl. Neuen Mut gaben ihr Begegnungen mit Klassenkameraden. Sie wurde kaum auf ihre Erkrankung angesprochen. Dies führte dann im weiteren dazu, daß sie sich die Erlaubnis zu ihrem körperlichen Aufbau geben konnte.

Die Verabschiedung von Mitpatienten und der Klinik fiel Mareike besonders schwer. Eine monatelange Zeit war vergangen. In Form eines Aufsatzes, den sie uns zum Abschied überreichte, kam dies zum Ausdruck. Es folgen einige Auszüge:

«... In den vergangenen Monaten hat sich für mich enorm viel verändert. Ich möchte das als einen großen Gewinn für mich bezeichnen, insbesondere daß ich überhaupt kein Heimweh mehr habe. Ich bin nicht mehr so übernah mit ihren Eltern verbunden. Das wiederum gibt mir die Freiheit, Dinge zu machen, die für mich früher undenkbar gewesen wären. Ebenso bin ich in meiner Meinungsbildung nicht mehr so von meinen Eltern beeinflußbar. Ich bemerke, daß ich mir anfänglich nun eine eigene Meinung bilden und eigene Entschlüsse fassen kann. In bezug auf mein Aussehen und meine Kleidung schaue ich nicht mehr so stark darauf, was wohl andere (besonders meine Eltern, da insbesondere mein Vater) gut, richtig und schön fänden. Sondern ich suche mir das aus, was mir gefällt. Freuen tue ich mich darüber, daß ich mir inzwischen die Freiheit nehme, meine Haare offen zu tragen. ... Wenn ich eigentlich gut drauf bin und dann bemerke, daß da bei meinen Eltern irgendwas rumort, fange ich nicht an, plötzlich traurig zu werden und bei mir nach der Schuld und der Ursache dieser Mißstimmung zu suchen, sondern grenze mich – wenn es eindeutig mich nicht betrifft – eher ab und denke, daß sie das unter sich ausmachen sollten. Darauf bin ich sehr stolz. Dazu kommt, daß mich mein tägliches Gewicht in den letzten Wochen überhaupt nicht mehr beschäftigt hat. Ich bemerkte auch, wie meine Gedanken immer weniger um das Essen kreisten. Und da ich merke, daß diese Gedanken fast immer in demselben Maße kleiner und weniger werden, je normaler ich esse, je unverkrampfter ich ans Essen gehe, so sehe ich in diesem ‹Mehr-Essen› dann auch eine Befreiung. Dies läßt dann immer meine Lebensfreude wachsen. So ist

Platz für andere Gedanken und Empfindungen vorhanden. Ich genieße es inzwischen, mit anderen Jugendlichen zusammen zu sein, mich zu unterhalten, etwas gemeinsam zu machen und über irgend etwas zu lachen, einfach fröhlich zu sein. Ich empfinde mich dadurch eigenständiger, sicherer auf meinen eigenen Füßen stehend und bin dadurch auch selbstbewußter geworden. Ich stehe eher zu dem, was ich mache und sage. Erkannt, daß ich krank bin, hatte ich damals schon. Gesund werden wollte ich auch damals schon, weil mir aufgegangen war, daß ich in einem Leben mit der Krankheit keine Zufriedenheit finden kann. Körperlich bin ich froh und kann es sehr gut akzeptieren, wie sich mein Körper verändert hat. Das bemerke ich an der Wärme – mir ist nicht so oft so schnell kalt. An meinen Kräften merke ich es auch. Ich mache Sachen wie Radfahren, Treppensteigen mit einem ganz anderen Kraftaufwand. Auch bewege ich mich nicht mehr unter einem Zwang oder mit dem Gedanken an den Kalorienverbrauch, sondern weil ich entweder einfach Lust dazu habe oder ich dabei irgendein mir wichtiges Ziel habe, zu dem ich eben hinkommen oder es erledigen möchte. Meine Interessen haben sich in letzter Zeit sehr verändert. Ich lese wieder gerne Bücher. Nun freue ich mich auf meine neue Schule und die Schulklasse und auf ein neues Zusammenleben mit meinem Bruder und meinen Eltern.»

Nachbetreuung

Die psychotherapeutische poststationäre Weiterbehandlung erfolgte auf Wunsch Mareikes und ihrer Familie an der Filderklinik. Im Abstand von vierzehn Tagen fanden im Wechsel individuelle und therapeutische Gespräche statt. Die körperliche Verantwortung übernahm die Hausärztin.

Die familiäre Eingliederung und ein Schulwechsel gelangen Mareike ausgesprochen gut. Von den neuen Klassenkameraden wurde sie freudig in die Klassengemeinschaft integriert. Dies ermöglichte ihr einen weiteren körperlichen Aufbau. Zwei Monate nach der stationären Behandlung erreichte sie ihr Ausgangsgewicht vor Beginn der Krankheit, das bei 42 kg lag.

Ein langer Leidensweg ist zurückgelegt. Mareike beschäftigt die Frage: Wird es ihr gelingen, so weiterhin ihren Weg zu finden?

Ebenso ist es ihr inzwischen ein großes Anliegen geworden, sich das Neuland, das sie nun betritt, sei es im Körperlichen (Periode) oder im Seelischen (Freundschaften, Beziehungen, neue Interessen), zu erarbeiten. Sie ist sich bewußt, daß dies noch einen intensiven Kampf bedeuten wird. Von selbst wird es ihr nicht gelingen. Sie ist aber guten Mutes und weiß, daß sie eine Chance hat.

Literatur

Cor de Bode / Hans Bom, *Wer hilft Franz? Beispiel einer Familientherapie in der Heilpädagogik,* Stuttgart: Verlag Freies Geistesleben 1993.

Herbert Kretschmer, *Ehe und Familie,* Dornach: Verlag am Goetheanum 1988.

Salvador Minuchin, *Familienszenen. Problemmuster und Therapien,* Reinbek: Rowohlt 1988.

Virginia Satir, *Selbstwert und Kommunikation. Familientherapie für Berater und zur Selbsthilfe,* München: Verlag J. Pfeiffer [9]1989.

Steve de Shazer, *Muster familientherapeutischer Kurzzeit-Therapie. Ein ökosystemischer Ansatz,* Paderborn: Junfermann-Verlag 1992.

Rudolf Steiner, *Heilpädagogischer Kurs,* Gesamtausgabe Bibl.-Nr. 317, Dornach: Rudolf Steiner Verlag [8]1995.

Rudolf Steiner, *Physiologisches-Therapeutisches auf Grundlage der Geisteswissenschaft,* Gesamtausgabe Bibl.-Nr. 314, Dornach: Rudolf Steiner Verlag [3]1989, Vortrag vom 26.3.1920.

Aphorismus 2: Fühlen

Gefühle sind Stimmungen in meinem Körper, die ich spüre. Gefühle können positiv wie auch negativ sein. Die Sinnesorgane können Gefühle auslösen, wie zum Beispiel Lust oder Unlust. Zu Gefühlen gehört immer eine bestimmte Atmosphäre. Man fühlt sich wohl oder unwohl, beglückt oder traurig. Erinnerungen sind eng mit Gefühlen verbunden. Gefühle zeigen mir an, wie sich meine Seele fühlt. In einer Stimmung habe ich bestimmte Gefühle. Meine Stimmung hängt wiederum von meiner Seele ab. Geht es meiner Seele nicht gut, so bekomme ich ein ungutes Gefühl, mit dem ich dann verschiedene Erinnerungen oder Erlebnisse verbinde. Die Seele kann nur aufnehmen, was kommt, und nicht verweigern oder aussortieren. Kommen nun kranke Vorstellungen bei der Seele an, so fällt sie in eine bestimmte Stimmung, die in mir als Gefühle breit werden. Sind solche Vorstellungen da, so geht der Kreislauf immer weiter und die Seele gibt falsche Stimmungen und Lüste in mich und ich verlasse mich auf die falschen Stimmungen und handle blindlings falsch, indem ich in einen bestimmten Zwang verfalle. Spüre ich zum Beispiel meine Beine, so kommen mir sofort die Gedanken «zu dick». Diese Vorstellung erinnert mich an eine Zeit, in der ich mich nicht wohlgefühlt habe. Doch was weitergetragen wird, ist nur die Vorstellung «zu dick», gegen die sich meine Seele wehrt. So gibt sie Panikstimmung von sich und gibt mir an meinen Körper das Gefühl «zu dick» weiter. Und das, was gegen «zu dick» hilft, ist weniger essen. Doch wo liegt nun der Fehler in diesem ganzen Kreis?

Stefanie Brongs

Die Pflege Magersüchtiger am Beispiel von Sarah: Leben zwischen Eingrenzung, Entgrenzung und Begrenzung

> «Der Mensch ist nicht bloß ein Zuschauer der Welt, sondern er ist Schauplatz der Welt, auf dem sich die großen kosmischen Ereignisse immer wieder und wieder abspielen.»[1]
>
> *Rudolf Steiner*

Auf einer Abteilung mit an Magersucht erkrankten Mädchen sind die Aufgaben der Pflege sehr weit gefaßt. Wie wohl kein anderer Bereich begleiten wir, das pflegerische Team, unsere jugendlichen Patienten auf ihrem Weg aus der Krankheit vom Tag ihrer Aufnahme bis zum Zeitpunkt ihrer Entlassung. Da die Krankenschwestern und Krankenpfleger mit ihrer Betreuung rund um die Uhr verfügbar sind, bilden sie sozusagen die Basis, von der aus die Mädchen ihre täglichen Aktivitäten starten. Für uns ergibt sich daher aus der geschulten Wahrnehmung und Beobachtung ein ganz umfassendes Bild der Magersüchtigen, wie sie uns tagtäglich sowohl in ihrem körperlichen wie auch in ihrem seelisch-geistigen Zustand begegnen.

Im folgenden möchte ich das typische Bild einer Magersüchtigen entwerfen, sie durch ihren Krankenhaustag und ihren Klinikaufenthalt begleiten und dabei die durchgeführten pflegerischen Maßnahmen und unseren Einsatz während der Behandlung darstellen.

Sarah ist sechzehn Jahre alt. Seit vierzehn Monaten ist sie an Magersucht erkrankt. Im letzten halben Jahr wurde sie an einer Fachklinik behandelt, verlor aber nach Entlassung gleich wieder an Gewicht. Nun kommt sie auf eigenen Wunsch zu uns, da sie gemerkt hat, daß sie es allein zu Hause nicht schafft, die Krankheit zu verabschieden.

Der äußere Rahmen

Um für die Gesundung optimale Voraussetzungen zu schaffen, bestehen auf unserer Station einige Rahmenbedingungen, über die der sich zur Aufnahme anmeldende Jugendliche vorab informiert wird. So gibt es ein sogenanntes «Jugendprogramm», in das die magersüchtigen Mädchen einbezogen sind. Durch den strukturierten und ausgefüllten Tagesablauf ist eine regelmäßige und rhythmische Gestaltung des Tages gewährleistet; er bildet für die Jugendlichen einen Rahmen, den sie überblicken können und der ihnen Sicherheit gibt.

In dem vor der eigentlichen Therapie stattfindenden Vorgespräch ist ein wichtiger Punkt die Freiwilligkeit des Entschlusses zur stationären Aufnahme, was bedeutet, daß vom Patienten eine gewisse Motivation zur Gesundung in die Behandlung eingebracht wird.

Damit der Jugendliche sich ganz seinem inneren Prozeß widmen kann, sind Beurlaubungen und Besuche nur am Wochenende und nach Absprache mit dem zuständigen Arzt möglich. Ebenfalls ist das Telefonieren bzw. Angerufenwerden auf einen Tag in der Woche eingeschränkt. Fernseher sind auf dieser Station nicht vorhanden, Comics und Walkman nicht erwünscht. Statt dessen stehen jederzeit ein Schrank voller Spiele, Bücher, Noten und ein Klavier zur Verfügung.

Äußere Symptome

Bei meinem ersten Kontakt mit Sarah zeigt sich mir folgendes Bild: Sarah ist für ihr Alter normal groß.[2] Auffallend ist ihr spitzig und knöchern wirkendes Äußeres. Aufgrund des starken Gewichtsverlustes sind kaum mehr Rundungen zu erkennen. Diese Kantigkeit wird von ihr durch das Tragen vieler langer und weiter Kleidung überdeckt. Ihr Haar ist glanzlos und spröde; wie sie später berichtet, leidet sie seit einiger Zeit an Haarausfall. Auch ihre Haut läßt fehlende Pflege vermuten; sie ist verhornt und spannt über den Knochen. Aufgrund ihrer Kreislaufschwäche und der niedrigen Körpertemperatur sind Sarahs Extremitäten enorm kühl und bläulich marmoriert; ihre Hände sind kalt und rauh.[3] Sehr groß und wie weit entfernt wirken ihre Augen in dem ansonsten schmalen Gesicht.

Während ich mit Sarah rede, kommt es mir vor, als sei sie gar nicht richtig anwesend. Ich habe das Gefühl, kaum Kontakt zu ihrer Person herstellen zu können, so, als würden meine Worte durch sie hindurchgehen und das Gesagte fände nirgendwo etwas Festes, wo es ankommen könnte. Wenn sie spricht, ist ihre Stimme sehr leise und ein wenig brüchig. Man muß sich beinahe ein bißchen zu ihr hinbeugen, um sie zu verstehen. Diese Geste des «Hinbeugens» kann als Metapher verstanden werden, welche die Form der Kontaktaufnahme während der ersten Wochen umschreibt.

Der Vormittag – eine Außenansicht

Sarah lebt in den ersten Wochen sehr zurückgezogen, sitzt meist allein auf ihrem Bett und liest oder schreibt Tagebuch. Auffallend ist ihr Schriftbild, welches davon geprägt ist, daß sie keinen Platz zwischen den Zeilen läßt und die Wörter eng nebeneinander setzt.

Meist ist sie schon wach, wenn ich morgens zum Wecken in ihr Zimmer komme. Sie sagt, sie könne nicht schlafen, klagt über Einschlaf- und Durchschlafstörungen. Fertig angezogen, ist sie dabei, ihr Bett aufzuräumen, wobei jedes Teil seinen genau festgelegten Platz hat, der sich in den nächsten Wochen nicht ändern wird. Wenn man ihr zuschaut, fallen ihre langsamen und bedächtigen Bewegungen auf. Dabei ist sie überordentlich. Zum Morgenkreis ist sie stets pünktlich, eher eine Minute zu früh als zu spät. Unordnung, Spontaneität oder Flexibilität gibt es für sie nicht. Alles in ihrem Leben hat seine bestimmte, festgelegte Reihenfolge.

Besonders auffällig und beobachtbar ist diese Form der Ritualisierung bei den Mahlzeiten, zum Beispiel dem Frühstück, das Sarah in ihrem Zimmer einnimmt. Zuerst wird das Brötchen auf dem Teller ausdruckslos betrachtet. Nach langem Zögern nimmt sie das Messer und schneidet es auf. Eine der beiden Hälften wird dann geviertelt. Schließlich rupft sie das Innere eines Viertelbrötchens heraus und ißt es langsam und endlos kauend Bröckchen für Bröckchen. Dann wendet sie sich dem Müsli zu. Nachdem sie alle Rosinen sorgfältig herausgesucht hat, taucht sie den Löffel hinein, zieht ihn wieder heraus, läßt alles abtropfen und nimmt dann den leeren Löffel in den Mund. Im Verlauf des gesamten Frühstücks sieht man ihren gequälten Gesichtsausdruck. Da ist keine Freude am Geschmack erkennbar, nur Ablehnung und maskenhafte Unbewegtheit. Mitunter schaut sie auch auf die Frühstückstabletts ihrer Mitpatienten; es macht den Eindruck, als würde sie kontrollierend zählen, wie oft ihre Zimmergenossin ins Brötchen beißt.

Nach dem Essen wird Sarah unruhig. Wir bemerken, daß sie immer zur gleichen Zeit von der Terrasse aus in den Park spaziert und – sobald sie sich außer Sichtweite wähnt – zu laufen beginnt. Von uns darauf angesprochen, gibt sie einen starken Bewegungsdrang an, der sich vor allem nach den Mahlzeiten melde. Auch die Therapeuten berichten, daß Sarah oft außer Atem bei ihnen ankomme, obwohl sie die Station zur gewohnten Zeit verläßt.

Damit Sarah nicht zuviel Schulstoff verpaßt, erhält sie therapiebegleitend vormittags Unterricht in der Krankenhausschule. Sie verfügt über hohe Intelligenz und ist eine sehr gute Schülerin. Trotz ihrer vorbildlichen Leistungen ist sie nicht zufrieden mit sich und möchte noch bessere Ergebnisse erzielen. Schulische Leistung scheint bei ihr stark mit Anerkennung verbunden zu sein. Die Lehrer berichten, daß Sarah das, was ihr an Phantasie und Eigeninitiative fehle, durch Sachlichkeit und einen gewissen Perfektionismus ersetze. Des weiteren falle eine leichte Konzentrationsschwäche auf. Auch sei es außerordentlich schwierig, ein Thema zu finden, an dem Sarah gerne arbeiten würde, da sie kaum noch Interessen habe. Mit ihr in eine Diskussion zu kommen sei nicht möglich. Sie scheine sich kein eigenes Urteil bilden zu können, vergewissere sich erst über die Meinung des anderen und stimme dem dann zu. Selbstvertrauen in ihre eigene Meinung habe sie nicht.

Nach der Schule besteht für Sarah die Möglichkeit, eine kleine Zwischenmahlzeit in Form von Joghurt oder Obst zu sich zu nehmen, was von ihr jedoch abgelehnt wird. Nur solange sie ein Hungergefühl verspürt, kann sie sicher sein, nicht zuzunehmen.

Sarah erhält als Therapien Heileurythmie und Musik. Sie kann anfangs nur schlecht beschreiben, ob ihr das Freude macht oder was ihr an den Therapien gefällt bzw. nicht gefällt. Ihre emotionale Schwingungsfähigkeit hat stark nachgelassen. Bewegungen von Freude, Trauer oder Anteilnahme sind in ihrer Mimik kaum zu sehen. Nie erhält man einen Anhaltspunkt, was sie gerade denkt oder wie sie sich gerade fühlt.

Der Mittag – Versuch einer Innenschau

Das Mittagessen wird von den Jugendlichen unter pädagogischer Begleitung gemeinsam im Speisesaal der Filderklinik eingenommen. Hier kann man sämtliche Praktiken der Nahrungsverweigerung und der Verschleierung derselben beobachten, angefangen vom Zerlegen des Hirsekorns bis zum Verschwindenlassen der Nahrung in der Serviette. Oft herrscht bei der Mahlzeit drückendes Schweigen.

Sarah verspürt meist noch Hunger, weiß dann aber nicht, wieviel sie essen darf, da ihr Sättigungsgefühl verlorengegangen ist. Deshalb ißt sie lieber gar nichts. Ölige Speisen oder gar Fleisch rufen Ekel bei ihr hervor. Sie betrachtet die Hälfte einer normalen Portion (sie kann zwischen einer halben und einer ganzen Portion wählen) auf ihrem Teller, und ihr Kopf ist vollauf damit beschäftigt, die Kalorien auszurechnen. So sehr hat sie sich vorgenommen, heute Mittag etwas mehr zu essen als gestern, schließlich ist sie ja hier, um gesund zu werden! Aber so stark ist das Gefühl, einen Kloß im Hals sitzen zu haben, an dem kein Bissen vorbeigeht, daß ihre innere Stimme immer lauter wird. Sie sagt ihr, daß es ihr schlecht werde, daß sie all ihre Selbstachtung verlieren müsse, wenn sie nun essen würde. Flüchtig schaut Sarah zu Kathi. Die hat letzte Woche auch nicht zugenommen. Jetzt ißt sie Gemüse und Soße. Wenn sie vielleicht nur das Gemüse essen würde … Also gut. Sie gibt sich einen Ruck und überwindet die Krankheitsstimme, die ihr sagt, daß sie nun bestimmt zunehmen werde. Nachdem sie einen Teil des Gemüses gegessen hat, fühlt sie sich voll und prall. Immer noch ist der Teller nicht leer. Kein Mensch kann von ihr erwarten, daß sie das alles aufißt. Sie schiebt den Rest des Essens in eine Ecke des Tellers zusammen – jetzt sieht es schon weniger aus – und wartet, dumpf vor sich hingrübelnd, auf das Ende der Mahlzeit. Anschließend fühlt sie sich ganz mies, hat ein schlechtes Gewissen wegen des Gefühls, viel zu viel gegessen zu haben. Nur mühsam beherrscht sie sich, auf dem Rückweg zur Station zu gehen und nicht zu laufen. Immer stärker wird das Völlegefühl im Bauch, und der Darm drückt. Die Vorstellung, daß die Nahrung nun in ihr weiterverarbeitet wird, bereitet ihr Übelkeit. Innerlich schimpft sie mit sich, schimpft mit ihren Eltern, die sie hierher gebracht haben, mit den Therapeuten und Ärzten, mit allen ...

Zurück in ihrem Zimmer, geht sie sofort ins Bad, schließt sich ein, betrachtet ausgiebig ihren Körper. Sie fühlt sich häßlich und schwer, der Bauch steht vor, sie meint, auf ihn einschlagen zu müssen. Die Beine sind viel zu dick, sie will laufen, die aufgenommenen Kalorien wieder abbauen, will auf die Waage steigen und sehen, wieviel Gramm sie zugenommen hat.

Als ich in ihr Zimmer komme, sitzt sie zusammengekauert auf ihrem Bett und weint. Ich setze mich neben sie, versuche mit ihr zu sprechen, und auf einmal bricht die harte Schale ein bißchen auf. Sie schlingt beide Arme um mich und scheint sich an mir festhalten zu wollen.

Sarah ist verzweifelt. Sie hat Angst, große Angst vor dem, was sich ihr an Aufgaben stellen mag, wenn sie es wagen sollte, die ersten eigenständigen Schritte in die Zukunft zu tun; Angst vor ihrem eigenen Körper, den sie nicht mehr als zu sich gehörig empfindet; Angst, den Erwartungen der Außenwelt nicht gerecht zu werden. Sie fühlt sich dem Leben nicht gewachsen, und ihre Lösung heißt Rückzug, Festhalten an dem alten, sicheren, lang erprobten System, das keine Veränderung zuläßt. Jeder Konflikt wird zu etwas äußerst Bedrohlichem, da er einen Einbruch ihrer festgelegten Welt bedeuten könnte. Lieber geht sie jeder Möglichkeit des Streites aus dem Weg und ersetzt ihn durch übermäßige Harmonisierungstendenzen und Überangepaßtheit.

Allein die Tatsache, daß ein solcher Gefühlsansturm seinen Weg nach außen finden konnte, ist ein Zeichen dafür, daß Sarah langsam anfängt, wirklich an sich und für sich zu arbeiten, und wieder Zugang zur erlebbaren Realität findet. Das ist für sie ein wichtiger Schritt, denn die Realität, die ihr aufgrund der langen Krankheitsdauer nicht zugänglich war, wurde von Sarah durch illusionistische Wunschbilder ersetzt, die in ihren Tagträumen immer mehr Realitätscharakter erhielten. Dies spiegelt sich auch in ihren Berufswünschen wider. Sie gibt an, entweder Schauspielerin oder als Alternative dazu Astronautin werden zu wollen, beides Berufe, welche die alltägliche, direkt erfahrene Realität in den Hintergrund treten lassen.

Nach dem Mittagessen, zur Mittagsruhe, erhält Sarah einen Schafgarbenwickel, der die Entgiftungsfunktion der Leber anregt.[4] Das ruhige Liegenbleiben für längere Zeit fällt ihr enorm schwer. Auch an die feuchte Wärme auf ihrem Bauch muß sie sich erst gewöhnen. Nach einiger Zeit spürt sie aber auch dessen angenehm entspannende Wirkung.

Nachdem Sarah anfangs während der Mittagsruhe geschrieben oder gelesen hat, nutzt sie die Zeit während des späteren Aufenthaltes zu einem Mittagsschlaf, der ihr Ruhe und Kraft für den zweiten Teil des Tages gibt.

Der Nachmittag – Grundlinien des pflegerischen Teams

Bevor wir unseren Dienst antreten, erfolgt eine Übergabe von der jeweils vorhergehenden Schicht. Des weiteren findet täglich eine Besprechung der Krankenschwestern und -pfleger mit den Heilpädagogen und den zuständigen Ärzten statt, so daß alle Beteiligten auf dem gleichen aktuellen Stand der Entwicklung sind. Wichtig sind für uns enge Absprachen und ständige Kommunikation, da die erkrankten Jugendlichen oft versuchen, uns gegenseitig auszutesten und auch auszutricksen.

Nach der Mittagsruhe stehen die meisten der Jugendlichen überpünktlich um 14.30 Uhr vor unserem Stationszimmer, wo sie Tee und/oder eine Zwischenmahlzeit erhalten.

Da die Mädchen ein festes Tagesprogramm einhalten müssen, ist es wichtig, daß auch wir als pflegerisches Team den sicheren Rahmen unterstützen und auf Pünktlichkeit und Regelmäßigkeit achten, denn nur so erhält der Jugendliche einen einschätzbaren Überblick über den Tagesablauf.

Sarah kommt zu mir und bittet um einen Tee. Fünf Minuten

später geht sie zu einer anderen Schwester und bittet auch diese um einen Tee, so als habe sie noch keinen erhalten. Diese verweist sie aber wieder zurück an mich. An diesem Beispiel zeigt sich, wie notwendig es ist, vor Antritt des Dienstes eine Arbeitsaufteilung vorzunehmen. Einerseits wird für die jugendliche Patientin offensichtlich, an wen sie sich mit ihren Belangen wenden kann; zum anderen kann sich die Schwester oder der Pfleger ganz auf das Mädchen einstellen und erhält so einen größtmöglichen Überblick. Dieser Bezug wirkt sich auch positiv auf die Stabilität der Beziehung aus und läßt das Vertrauen zwischen dem Mädchen und der Pflegerin wachsen.

Im weiteren ist es von großer Wichtigkeit, daß wir in Entscheidungen den Jugendlichen mit Sicherheit und nachvollziehbarer Eindeutigkeit gegenübertreten und auch bereit sind, Konsequenzen zu ziehen, wenn Regeln überschritten werden. Das Bestehen auf Einhaltung der wichtigsten Grundregeln ist für die Patientinnen ein Zeichen dafür, daß wir diese Regeln ernst nehmen und einen Sinn in deren Ausführungen sehen. Gleichzeitig dient es den Jugendlichen dazu, eine äußere Begrenzung zu erfahren, denn Begrenzung führt im ersten Schritt zu einer Grenzerfahrung. Ist für den Jugendlichen eine Grenze außerhalb seiner selbst spürbar, kann dies für ihn wieder zu einer Stütze werden, die ihm hilft, erste eigene Schritte zu wagen.

Im Umgang mit Grenzen und Regeln wird als eine weitere Erfahrung die praktizierte Flexibilität deutlich. Denn natürlich ist es wichtig, jederzeit so viel Offenheit und Sensibilität aufzubringen, daß in Situationen, wo es angemessen erscheint, auch Ausnahmen möglich sind. Zum Beispiel hat Sarah donnerstags ihren Telefontag. Am Dienstag bittet sie, ausnahmsweise telefonieren zu dürfen, da ihre beste Freundin Geburtstag hat, was wir ihr sofort erlauben. Diese Offenheit hat als Voraussetzung die Grundlage des Vertrauens in den Jugendlichen.

Dem Begriff des «Vertrauens» kommt auf dieser Station eine ganz zentrale Bedeutung zu, geht es doch darum, den Jugendlichen zu helfen, daß sie auf der einen Seite Selbst-Vertrauen, auf der anderen Seite aber auch Vertrauen in die Beziehungen zur äußeren Welt aufbauen können. Daher ist es wichtig, den Jugendlichen in ein soziales stationäres Gefüge aufzunehmen, das eher von dem Gefühl der Freundschaft als von dem der Arbeitsgemeinschaft geprägt ist. Grundlage hierfür ist die bewußte Pflege des sozialen Klimas. Um die Bedeutung dessen richtig zu erfassen, sollten wir uns bewußtmachen, daß die Verweildauer der Jugendlichen meist mehrere Monate beträgt. Während dieser Zeit sind sie aus dem sozialen Leben außerhalb der Klinik weitgehend herausgenommen. Das führt dazu, daß das Verhältnis des Pflegeteams untereinander den Charakter einer alltäglichen Vorbildfunktion für die Erkrankten erhält.

Für den Pflegenden bedeutet dies, daß er zusätzlich zu seinen qualifizierten pflegerischen Tätigkeiten ebenso als fühlender und denkender «Mit-Mensch» gefordert ist. Dazu gehört neben dem bewußten Umgang mit eigenen Gewohnheiten, Verbindlichkeiten, etc. die Offenheit, als eigenständiger Mensch mit all seinen Schwächen und Fähigkeiten erkennbar zu sein. So unterschiedlich, wie sich die einzelnen Persönlichkeitsstrukturen zeigen, so viele verschiedene Möglichkeiten des Zu- und Umgangs mit den magersüchtigen Mädchen stehen zur Verfügung. Spürbar wird dies vor allem, wenn die Jugendlichen beginnen, wieder über ihre selbstgezogenen Grenzen hinauszuschauen, und anfangen, sich für die Personen in ihrer Umgebung und deren Lebensweise zu interessieren. Dann wird es möglich, das Interesse für Gebiete zu fördern, die sie von dem Essensthema wegführen. «Interesse» wird in seiner Bedeutung als ein Dazwischensein, als Vermittler zwischen Individuum und Außenwelt genutzt, um mit dem gesunden Anteil der Individualität in Verbindung zu treten und so Halt und Bestätigung zu geben. In dieser Phase der Gesundung fragt mich Sarah nach meiner Wohnsituation, nach meinen Hobbys, nach meinen Zukunftsvorstellungen. Wieder bedarf es viel Sensibilität, um ihr mögliche Wege und Perspektiven aufzuzeigen, die sie in ihrem Aufbruch ermutigen und unterstützen. Nicht selten bleibt ein solcher Kontakt, der sich während des stationären Aufenthaltes gebildet hat, auch noch lange darüber hinaus bestehen.

Die Körperschemastörung

Wie schon erwähnt, ist der Jugendliche oft so verstrickt in sein aus Zahlen und Kalorien bestehendes Weltbild, daß er jeglichen Bezug zu seinem eigenen Körper und damit auch zu dessen Einschätzung verliert. So wie er fassungslos auf der Waage steht, wenn trotz der täglichen Nahrungssteigerung keine Zunahme zu verzeichnen ist (was zeigt, daß er jegliche Einschätzungsmöglichkeit des «normalen» Tagesbedarfs verloren hat), so ist ihm auch die Fähigkeit der Einschätzung des eigenen Körpers abhanden gekommen. Da ein magersüchtiges Mädchen sich auf seine Körpersprache nicht mehr verlassen will und den Körper als etwas Schweres, wirklich im Sinne des Wortes als etwas «Unerträgliches» empfindet, kommt es zu dem absurden Phänomen, daß sie voller Überzeugung mitteilt, sie sei noch ein bißchen zu dick, obwohl sie gewichtsmäßig weit unter der gesundheitsgefährdenden Grenze liegt. Dabei kann sie bei anderen Jugendlichen durchaus eine normale Einschätzung des Gewichtes vornehmen. Soll sie jemanden nennen, dessen Figur sie als ideal bezeichnen würde, sucht sie sich jemanden mit ganz normalem Körperbau und normaler Figur heraus. Nur bei ihr selbst versagt diese Wahrnehmungsfähigkeit.

Mit dieser Störung verbunden und ebenfalls verzerrt sind die Wärme-Kälte-Empfindungen, was dazu führt, daß manche der Jugendlichen während der Winterzeit im T-Shirt auf der Terrasse sitzen, während sie im Sommer bei heißen Temperaturen im Rollkragenpullover zum Spaziergang gehen wollen.

Förderung der Körperempfindung

Aus der bisherigen Schilderung geht hervor, daß den Jugendlichen das Umschlossen- und Begrenztsein durch die eigene Haut fehlt. Der Körper kann nicht als angenehm empfunden werden. Um die Patientinnen wieder zu einer bewußten Annahme ihres Körpers zu führen, stehen der Pflege unterschiedliche Maßnahmen zur Verfügung. Da sind zum einen die Bäder, zum Beispiel mit entspannenden Lavendel- oder anregenden Rosmarin-Zusätzen, die zu einer reaktiven Wärmebildung führen. Zum anderen kommen den Wickeln besondere Bedeutung zu. Zu nennen wären hier beispielsweise die Schafgarben-Leber-Wickel oder die Oxalis-Bauch-Wickel nach dem Mittagessen. Für den Schafgarbenwickel wird ein Tuch in heißen Schafgarbentee getränkt und auf die Leber aufgelegt. Der Bauch wird dann mit einem Moltontuch umwickelt. Schließlich wird noch eine Wärmflasche daraufgelegt, damit der Wickel nicht auskühlt.

Die Leber wird von Rudolf Steiner als das Organ gesehen, das «nicht bloß das Organ ist beim Menschen, das die heutige Physiologie beschreibt, sie ist im eminentesten Sinne dasjenige Organ, das dem Menschen die Courage gibt, eine ausgedachte Tat in eine wirklich ausgeführte umzusetzen».[5] Da sie zugleich das zentrale Organ des Wasserorganismus ist, verkörpert sie in erster Linie die Aufbauprozesse des Ätherleibes.[6] Der Schafgarbentee fördert insbesondere die Entgiftungsfunktion der Leber.

Oxalis wird von uns als Essenz verwendet; als feuchter Wickel wirkt er entkrampfend und beruhigend sowohl auf den Darm wie auch auf die Milz, die als starkes unterbewußtes Sinnesorgan im besonderen auf den Rhythmus der menschlichen Nahrungsaufnahme reagiert. Man kann sagen, daß sie, um das «rhythmische System» zu entlasten, den Ausgleich zwischen allen unregelmäßigen Essenszeiten übernimmt.

Des weiteren haben wir auch ein besonderes Augenmerk auf die allgemeine Körperpflege. Wir machen die Jugendlichen auf zu trokkene Haut oder Haare aufmerksam und bieten ihnen Möglichkeiten zu besserer Pflege an. Diese Maßnahmen sollen sie dahingehend unterstützen, daß sie ihren Körper wieder bewußt annehmen und für sich sorgen.

Rhythmische Einreibungen

Die rhythmischen Einreibungen sind eine weitere äußere Anwendung, auf die ich an dieser Stelle ausführlicher eingehen möchte. Abgeleitet und entwickelt wurden sie aus der rhythmischen Massage, die Dr. Ita Wegman in den zwanziger Jahren dieses Jahrhunderts begründete.

Es können gezielt einzelne Körperteile wie Arme, Beine, Füße, Rücken, Bauch etc. eingerieben werden oder auch der gesamte Körper. Durchgeführt werden die Einreibungen, indem ein entspannend wirkendes Öl mit der Hand in vorgegebenen rhythmischen Bewegungen direkt auf die Haut des zu Behandelnden aufgebracht wird.

Voraussetzung zum richtigen Verständnis der Einreibung ist die Sicht des Menschen als ein physisch-geistiges Wesen, das sowohl in die polaren Kräfte des eigenen Organismus wie auch in die des Natur- und Kosmosgeschehens eingebunden ist. Zwischen den Polaritäten gibt es einen ausgleichschaffenden Vermittler, den Rhythmus. Schaut man auf den Menschen, findet man bei ihm zum Beispiel den Rhythmus von Ein- und Ausatmung, Wachen und Schlafen, Systole und Diastole des Herzens. Zugleich wird auch die Natur von vielfachen Rhythmen wie Ebbe und Flut, Tag und Nacht oder den Jahreszeiten bestimmt. Durch die dem Rhythmus innewohnende Kraft wird eine ausgleichende, harmonisierende Wirkung erreicht.

Im gesunden, natürlichen Zustand befinden sich die polaren Kräfte in einem fließenden Gleichgewicht. Gewinnt jedoch einer der Pole an Dominanz, kommt es zu einer «Rhythmusstörung». Beim Menschen kann dies zu einem krankhaften Zustand führen. Durch die Einreibung ist es möglich, die Kraft des Rhythmus zu unterstützen und den jeweiligen Umständen entsprechend eine Vermittlung herzustellen, die einen Ausgleich zum Gesunden hin bewirken kann.

Zu den allgemeinen Wirkungen der rhythmischen Massage, die sich auch auf die Einreibungen übertragen lassen, schreibt Margarethe Hauschka: «Da das gesundende mittlere System gestärkt wird, der Lebensleib als Vermittler zwischen dem Geistig-Seelischen und dem Leiblichen in seiner Funktion erweckt und das Zusammenspiel der Kräfte flüssiger gemacht wird, kann man in mancher Richtung heilend wirken. Im allgemeinen leistet unser Kulturleben einer gewissen Versteifung und Unbeweglichkeit des ätherischen Leibes Vorschub, hervorgerufen durch die Verwendung chemischer Mittel über die Ernährung und durch Radio, Kino und Fernsehen über die Sinnesorgane, um nur das Wichtigste zu nennen. Dadurch wird der physische Leib allmählich nicht mehr durchseelt und durchgeistigt. Die rhythmische Massage bewirkt, daß die Individualität den Körper wieder besser beherrscht. Die Patienten fühlen sich ‹aufrechter› und von allerlei Dumpfheit befreit, so daß sie mit den Anforderungen des Lebens wieder besser fertig werden und das oft unterbewußte Ohnmachtsgefühl langsam weicht.»[7]

Zu den Zielen der Einreibung zählen Entspannung, Bewußtwerden und Annehmen der eigenen Körperlichkeit, das Spüren der «eigenen Grenzen», das Sich-angenommen-Fühlen, Wärmebildung und Durchwärmung, weiterhin die Anregung der Verdauung, die Beschleunigung des Lymphstromes, die Anregung der Resorptionskraft und die Förderung des Drüsentätigkeit, die besseren Appetit und eine bessere Verträglichkeit der Speisen bewirkt. Der Körper wird angehalten, selbst wieder aktiv zu werden: «Man ruft die Eigentätigkeit des Patienten hervor, lockt sozusagen das Geistig-Seelische des Patienten herbei, damit es die gestörte Funktion selbst wieder allmählich übernehme.»[8]

In der Pflege ist die Einreibung noch wegen eines weiteren Aspektes von Bedeutung, dem der Kontaktaufnahme. Sind die Jugendlichen im Gespräch oft ganz verschlossen und distanziert, so hat man in der vorsichtigen Berührung die Möglichkeit, den Menschen auf einer anderen Ebene als der intellektuellen anzusprechen und mit ihm in Dialog zu treten. Können die Jugendlichen die Einreibung zu Beginn der Behandlung noch nicht genießen, kommen sie im Laufe der Gesundung immer mehr dahin, die unterschiedlichen Wirkungen an ihrem Körper wahrzunehmen und sich innerlich mehr und mehr zu entkrampfen; zum Beispiel bemerken sie, daß beim Einreiben der Arme der Magen-Darm-Trakt aktiv wird, während die Einreibung der Beine eher müde macht. Ebenfalls durch die Berührung wird ein Vorgang der Sinneswahrnehmung eingeleitet, in der Art, daß die Aufmerksamkeit der eingeriebenen Patienten erst nach außen gerichtet wird und der gewonnene Eindruck anschließend zur Verarbeitung in sich hineingenommen werden kann.

Sarah hat ihre Erfahrungen mit den Einreibungen zusammenfassend dokumentiert und wird am Ende des Artikels noch einmal zu Wort kommen.

Der Abend – Zeitenwende?

Sarah ist jetzt dreizehn Wochen bei uns. Manchmal sitzen wir zusammen auf ihrem Bett und sehen uns Fotos an, Fotos von ihr als Kind, mit ihrer Familie, mit Freundinnen, schließlich ein Bild aus der Zeit, kurz bevor sie in die Klinik kam. Ganz unfaßbar scheint es ihr jetzt, daß sie «damals» nicht sehen konnte, wie krank sie eigentlich war. «Jetzt» bedeutet: kurz vor ihrer Entlassung stehend. Nach vielen Fortschritten und einigen Rückschlägen ist sie nun glücklich, einen großen Teil des schwierigen Weges aus der Krankheit geschafft zu haben. Sichtbar ist das nicht nur daran, daß Sarah mit der Zeit gut an Gewicht zunehmen konnte, sondern vor allem an dem Glänzen ihrer Augen, ihrer rosigen, gesunden Gesichtsfarbe und ihrem Humor, den sie wiedergefunden hat. Beim Abendkreis, zu dem sich alle Jugendlichen noch einmal zusammenfinden, ist sie nun immer aktiv und setzt sich mit guten Ideen durch. Morgen will sie zum Frisör und sich eine andere Frisur schneiden lassen. In Sarahs Zimmer herrscht eine angenehme, anregende Atmosphäre, sei es, daß sie ein Geburtstagsgeschenk für ihre Mitpatientin bastelt oder kichernd und flüsternd neueste Informationen über den gut aussehenden Zivildienstleistenden von der Nachbarstation weitergibt. Am Wochenende war sie schon mehrmals zu Hause, und von Mal zu Mal hat es ihr dort besser gefallen. Jetzt will sie endlich ganz zurück in ihre Familie, wieder in die Schule und zu ihren Freundinnen.

Sarah hat es erst einmal geschafft. Inwieweit sie Kraft und Ausdauer genug hat, den eingeschlagenen Weg auch zu Hause in der alten Umgebung weiterzugehen, wird sich zeigen. Sarah weiß selbst, daß es bestimmt nicht leicht wird.

Zum Abschluß möchte ich Sarah sprechen lassen, die ihre Entwicklung anhand der rhythmischen Einreibungen anschaulich schildert.

Sarah: Meine Einreibungen

«Am Anfang konnte ich mich auf die Einreibung nicht richtig einstellen. Ich fand die Vorstellung, daß jemand meinen Körper anfassen würde, ganz fürchterlich. Dadurch war ich auch total verkrampft.

Die Schwester sagte mir, ich solle versuchen, meinen Arm ganz locker zu lassen und ihn nicht selbst zu halten, aber das war mir nicht möglich. Auch das anschließende Liegenbleiben und In-den-Körper-Hineinhorchen war für mich schier unmöglich. Sobald die Schwester das Zimmer verlassen hatte, schlich ich ins Bad und duschte ausgiebig. Nach einigen Wochen wurde ich aber immer ruhiger und entspannter. Ich begann, mich auf die Einreibungen zu freuen, und dann war es wirklich toll. Ich hatte nur schöne Gedanken, und auch das Lavendelöl hat einen feinen, angenehmen Geruch. Es fühlte sich an, als wären ganz viele Hände auf meinem Körper. Alles war so weich und sanft. Am schönsten fand ich es am Rücken, an den Unterschenkeln und an den Füßen. Bei der Einreibung kam es mir so vor, als würde sich alles nur um mich drehen. Ich kann meinen Körper seit langer Zeit, wo dies nicht so war, wieder richtig schön spüren und habe gemerkt, wie schön es ist, ihn manchmal zu verwöhnen und verwöhnen zu lassen.»

Anmerkungen

1 Rudolf Steiner, *Allgemeine Menschenkunde als Grundlage der Pädagogik,* GA 293, Dornach [9]1992, S. 59.

2 Das ist nicht selbstverständlich, denn bei lang andauernder Erkrankung kann es zu einer Wachstumseinschränkung kommen.

3 Eine Pulsfrequenz von 40 bis 50/min. ist bei Magersüchtigen keine Seltenheit.

4 In der anthroposophischen Menschenkunde wird beschrieben, daß der in die Zukunft gerichtete Wille eng mit dem Organ der Leber verbunden ist; vgl. Rudolf Steiner, *Heilpädagogischer Kurs,* GA 317, Dornach [6]1997, S. 22 f.

5 Ebd., S. 22.

6 Vgl. Margarethe Hauschka, *Rhythmische Massage. Menschenkundliche Grundlagen,* Nürnberg 1989, S. 33-37.

7 Ebd., S. 166.

8 Ebd., S. 178.

Aphorismus 3: Denken

Die Gedanken, die ich im Moment so kurz nach dem Essen habe, sind Ängste, die mich überschütten, daß etwas passiert, auf das ich keinen Einfluß habe, das mich überwältigt, etwas, das mich überfällt, überschüttet und mich begräbt. Etwas, über das ich die Kontrolle verliere, wenn es zu viel wird. Und das ist im Moment das Essen. Unendlich viel Essen, das ich alles bewältigen muß, das aber etwas mir Unbekanntes ist. Etwas nicht Faßbares. Etwas Riesiges, das mich stopft und stopft, bis ich keine Luft mehr bekomme. Etwas, das mich zerdrückt und unter sich begräbt. Einfach eine Überwältigung. Etwas, für das ich nicht genug Kraft habe, es zurückzuweisen. Ich verliere die Kontrolle, und dann passiert etwas Fürchterliches, das mir das Leben kosten kann.

Ich weiß, das Essen steht nur als Symbol für etwas anderes, das mir so riesig und unbekannt vorkommt … Ein Riesenberg steht vor mir, vor dem ich Angst habe, daß ich ihn nicht bewältigen kann, und bei dem immer, immer mehr dazukommt; auch wenn man mal schon etwas weggeschafft hat, kommt neues Essen, das nie aufhören will. Da will ich lieber gleich ganz die Finger weglassen und mich nicht in die Gefahr begeben. Es schnürt mir die Kehle zu. Ich kann nichts mehr aufnehmen. Also, ich fühle mich von etwas völlig überfordert. Ich möchte alles abweisen, was noch dazukommt.

Sabine Klitzke-Pettener

Künstlerische Therapie: Malen, Zeichnen, Plastizieren

Das Anliegen der künstlerischen Therapie besteht darin, den Patienten für den Umgang mit Farbe, Stift oder Ton zu interessieren, so daß im erlebenden Tun Entwicklung stattfinden kann. Dasjenige, was sich in der Krankheit als Einseitigkeit darstellt, wird auf künstlerischer Ebene aufgesucht, bearbeitet und verwandelt.

Bei der Magersucht handelt es sich um einen starken Abbauprozeß, «das Lebendige» geht immer weiter zurück, wird systematisch weggehungert. Übrig bleibt der knochige Leib: hart, eckig und kalt. Auch das Seelisch-Geistige der Kranken löst sich immer mehr vom Körper und läßt ihn allein zurück. Das magersüchtige Mädchen ist oft traurig, verzweifelt, in sich zurückgezogen, starr oder ganz gefühllos geworden.

In der kunsttherapeutischen Behandlung dieses Zustandes wende ich von den möglichen Techniken meist das Malen an. Dabei kommt der Farbe die zentrale Bedeutung zu. Sie tritt dem Malenden zunächst außerhalb – auf dem Papier – entgegen, hat jedoch eine direkte Verbindung zum Seelenleben des Menschen: Male ich Rot, so kann mir innerlich warm werden, ich kann Aufregung, sogar Wut empfinden oder mich angegriffen fühlen. Gelb stimmt mich heiter wie das Sonnenlicht im Frühling, oder es wirkt grell und schmerzhaft. Im Blau kann ich lange verweilen, die Weite des Himmels oder der Meere erleben. Auch Dunkelheit und Kälte, sogar Erstarrung sind im Blau zu finden, je nachdem, welche Nuance ich wähle und wie ich die Farbe behandle.

In der Maltherapie geht es nun darum, im fühlenden Umgang mit der Farbe die Seele wieder aus ihrer Erstarrung, Verdunkelung und ihrem Desinteresse zu erlösen, sie zu weiten, zu beleben und ihr die ganze Vielfalt der Gefühle wieder zugänglich zu machen.

So wird einerseits das Empfinden zu neuem Leben erweckt, andererseits werden die Wahrnehmung und das Interesse an der Welt angeregt. Ich muß mir meine Umgebung sehr genau ansehen, bevor ich sie im Bild wiedergeben kann. So entstehen Fragen wie diese: In welchen Farben geht die Sonne auf? Wie viele Grüntöne hat ein Baum? Welche Blumen sind blau, gelb, rot, und wie sind sie geformt?

Und dann ist da der Bereich der Beziehungen: Kein Bild ist denkbar, ohne daß Farben und Formen miteinander in Beziehung treten. Gehen die Farben weich ineinander über, oder stehen sie in hartem Kontrast zueinander? Fügen sie sich zum Ganzen, oder fällt eine Farbe heraus? Sind die Farben im unteren Bereich des Bildes kräftig genug, um die oberen zu tragen?

Ein weiterer Aspekt ist der Zusammenhang von Malerei und Geschmackssinn. Farben wirken auch appetitanregend. Im übertragenen Sinn «schmecke ich ab», ob die Farben meines Bildes zusammenpassen oder nicht. Erbsen und Karotten wirken schon durch ihre Farbigkeit appetitanregender als Blumenkohl mit weißer Sauce. «Das Auge ißt mit», sagt ein altes Sprichwort, und so ist umgekehrt der Geschmackssinn auch beim Malen beteiligt.

Je mehr sich die junge Patientin mit der Malerei und der Farbwelt vertraut macht, um so sicherer wird sie. Freude und Stolz über das Entstehende erfüllen sie zunehmend. «Das habe ich geschaffen!» Ihr Selbstbewußtsein steigt, die kreativen Kräfte werden angeregt, sie beginnt sich zu begeistern. Wenn es gelingt, sich in diesem Maße mit dem Malen und dem Farberleben zu verbinden, zeigt sich dies auch körperlich, zum Beispiel durch rosige Wangen und warme Hände. Das schöpferisch-künstlerische Gestalten fordert den Menschen in seinem ganzen Wesen mit Leib, Seele und Geist. Es birgt ein Grunderlebnis der menschlichen Existenz, weckt die Freude am Leben und bricht dadurch die Macht der Krankheit.

Äußerer Rahmen

Dreimal in der Woche steht die Maltherapie auf dem Stundenplan. Es wird jeweils eine Stunde gearbeitet. Meist finden sich vier Patienten der psychosomatischen Jugendstation im Maltherapierraum ein, wobei die Gruppe nicht nur aus magersüchtigen Mädchen besteht.

Jeder wird begrüßt und hat seinen festen Platz. Die nötigen Materialien stehen schon bereit. Die Themen sind individuell verschieden und werden von Mal zu Mal weiterentwickelt.

Die Gruppensituation bietet Gelegenheit zum gegenseitigen Austausch und zur Betrachtung der anderen Bilder, was meist sehr anregend wirkt.

Verlauf einer Maltherapie

Angelika

Als ich Angelika zur ersten Maltherapiestunde abhole, ist sie siebzehn Jahre alt, wirkt aber viel jünger. Sie ist eher klein, sehr zart gebaut, hat braune Augen und kurzes, mittelblondes Haar. Sie spricht leise und zurückhaltend und wirkt scheu «wie ein Mäuschen». Auf das Malen freut sie sich schon. Sie erzählt, daß sie zu Hause gerne malt, ihr jedoch oft nichts einfällt.

Im Malraum angelangt, erkläre ich Angelika die Grundzüge der Naß-in-Naß-Malweise: Auf feuchtem Papier wird mit in Wasser angerührter Aquarellfarbe und breitem Pinsel gemalt. Unsere Farbpalette umfaßt Gelb, Rot und Blau in je zwei Nuancen. Alle weiteren Farben (Grün, Orange, Braun usw.) können durch das Ineinandermalen der Grundfarben erzeugt werden. Diese Bedingungen unterstützen das spielerisch-malerische Eintauchen ins Farbgeschehen. Angelika malt zwei Bilder ganz nach ihrem eigenen Gutdünken, um sich zunächst einmal mit der Technik vertraut zu machen. Natürlich müssen Angelika und ich uns in dieser ersten Stunde etwas kennenlernen. Auch der Raum ist neu für sie. Die anderen Teilnehmer der Gruppe sind ihr schon von ihrer Station her vertraut. Ich versuche, Angelika die Situation so angenehm wie möglich zu gestalten und ihr das Gefühl zu vermitteln, willkommen und angenommen zu sein.

In ihrem ersten Bild verwendet Angelika Karminrot und Ultramarinblau. Sie rührt die Farben recht zart mit Wasser an, malt Streifen von Pinselbreite halbrund auf das Papier in abwechselnder Farbe und setzt zum Schluß einige Tupfen hinein. Rundherum und in den Zwischenräumen bleibt das Blattweiß stehen.

Beim zweiten Bild wählt Angelika Zitronengelb, Goldgelb und

Zinnoberrot und malt diesmal eine Spirale, umgeben von zartem Zinnoberrot. Weil ihr die Farben «zu feurig» sind, bringt sie anschließend noch das Violett hinein. Dieses Bild wirkt schon weniger zaghaft und viel farbenfroher.

In der nächsten Stunde rege ich Angelika dazu an, die warmen Farben ihres zweiten Bildes nochmals aufzugreifen. Gerade im untergewichtigen Zustand sind die Hände aufgrund schlechter Blutzirkulation oft blau vor Kälte. Die rot-orangenen Farben sollen dem entgegenwirken. Ich schlage vor, diesmal flächiger und ineinander übergehend zu malen. So kann sich Angelika ganz der Wirkung der Farbe hingeben, das Formelement einmal beiseite lassen und sich dabei entspannen.

Beim weiteren Aufbau dieses Bildes zeigt sich Angelikas Begabung. Sie malt sehr feine verschiedene Farbnuancen und ist auch bei der Gestaltung einer Gebirgslandschaft außerordentlich geschickt. Für das Motiv im Vordergrund wählt sie Bäume, die sie ohne Blätter darstellt. Die Äste führt sie sehr gewissenhaft bis ins kleinste Detail aus, so daß eine große Diskrepanz zum weichen Farbenfluten entsteht. Die Bäume drücken sich eng an den unteren Bildrand. Das ganze Bild ist ein deutlicher Ausdruck ihres eigenen Zustandes. Auch sie lebt in dieser Unverbundenheit von körperlicher Erstarrung und seelischem Empfinden.

Auf Angelikas Frage, was die Leere im oberen Bildbereich beleben könnte, gibt sie selbst die entschiedene Antwort: «Wolken gehen nicht, und Vögel wären zu kitschig!» Zum ersten Mal offenbart sie sich als eine Persönlichkeit, die ihre eigenen Ansichten hat und diese auch äußern kann.

In den folgenden Malstunden rege ich an, aus verschiedenen Farbstimmungen weitere Landschaften entstehen zu lassen. Dabei kann die Unterschiedlichkeit der Farbwelten anhand des schon vertrauten Motivs erkundet werden. Doch Angelika wirkt bedrückt, kann sich kaum an den Farben freuen und ist unzufrieden mit ihren Bildern. Sie bezeichnet sie schlichtweg als «leer».

Daraufhin zeige ich ihr Bilder der Maler Turner und van Gogh, um ihr eine Gestaltungsanregung zu geben. Es dauert eine ganze Weile, bis sie eines findet, das ihr gefällt: eine farbenfrohe Skizze von William Turner, die sie dann nach kurzer Betrachtung aus der Erinnerung heraus nachmalt. Sie arbeitet drei Stunden (eine Woche) an diesem

Bild, dann ist es ihr «über». Die Ausdauer, die sie bewiesen hat, bewerte ich jedoch als sehr positiv. Wie der weitere Verlauf zeigt, hat Angelika sich damit auf den Therapieprozeß eingelassen.

Als nächstes besorgt sich Angelika selbständig eine Schwarzweißzeichnung von Caspar David Friedrich aus der Krankenhausbibliothek, die sie farbig umsetzt. Hierbei schult sie ihre Fähigkeit, selbständig zu arbeiten, und es zeigt sich, daß sie sich aus ihrem eigenen Gefühl heraus angemessen korrigiert. Die selbstgewählten Farben und das vorgegebene Motiv verbindet sie zu einer harmonischen Ganzheit.

Ermutigt durch diese Arbeiten, entschließt sich Angelika, wieder frei, ohne Vorlage, aus sich heraus zu malen. Noch dazu soll es eine dunkle Stimmung sein, vor der sie bisher immer zurückschreckte. Ich unterstütze sie in diesem Bestreben, kann jedoch nicht verhindern, daß das erste Bild dieser Reihe eher unbefriedigend ausfällt. Perspektive und Gestaltung eines Felsens stellen Angelika vor unüberwindbare Schwierigkeiten. Sie hat sich überschätzt und muß noch lernen, mit den Fähigkeiten umzugehen, die ihr zur Verfügung stehen.

«Baum im Nebel» ist nun ihr neues Motiv – keine leichte Aufgabe! Doch heute kommt sie in einer Stimmung zur Maltherapie, in der nichts zum Problem werden kann. In einem Guß entsteht eine neblige Moorlandschaft mit einigen Kopfweiden. Als die Bäume zu deutlich aus dem Nebel hervortreten, überschleiert Angelika das Bild mutig mit weiteren «Nebelschwaden».

Den nächsten Baum möchte Angelika in einer Frühlingslandschaft malen. Die Wahl der Farben und das Anlegen der Stimmung fallen ihr leicht, doch die Selbstverständlichkeit, mit der das vorige Bild entstand, will sich heute nicht einstellen. Der Baum schwebt über dem Gras und die Blätter wollen nicht leicht, beweglich und natürlich gelingen.

Auch zur nächsten Maltherapiestunde kommt Angelika in deutlich unsicherer Stimmung. Eine Tanne soll es diesmal werden. Wir überlegen gemeinsam: In welcher Umgebung könnte sie wachsen, welche Farbstimmung würde ihr entsprechen? Angelika beginnt zu malen, die Unsicherheit fällt von ihr ab. Nach und nach wird es Nacht auf ihrem Bild, der Mond scheint, in der Ferne sind die erleuchteten Fenster einiger Häuser zu sehen, davor eine Obstbaumwiese. Die Tanne steht leise bewegt im Vordergrund, umgeben von sich wiegenden Gräsern in den verschiedensten Grün- und Brauntönen. Ein gelungenes Bild! Selbst Angelika kann sich heute zufrieden darüber äußern.

Bisher hat Angelika Bilder mit gegenständlichem Bezug gemalt. Dabei fiel auf, daß sie bei Bildthemen, denen eine schützend-umhüllende Stimmung zugrunde lag (Nebellandschaft, Nachtstimmung) leichter zu einem kreativen Gestalten Zugang fand. Um weiter in diese Richtung zu arbeiten, rege ich Angelika nun zum ungegenständlichen Umgang mit der Farbe an. Sie soll sich zwei Farben aussuchen und diese zunächst so malen, daß dort, wo sie sich begegnen, ein starker Kontrast entsteht. Angelika wählt Olivgrün (selbstgemischt) und Goldgelb. In den folgenden drei Bildern öffnet sich das Grün immer mehr für das Goldgelb und nimmt es schließlich in sich auf. Aus dem harten Kontrast ist eine weiche Verbindung geworden. Das relativ dumpfe Olivgrün hat das warm leuchtende Goldgelb in sich aufgenommen und wird von ihm belebt. In diesem Farbvorgang spielt sich bildhaft die Gesundung ab. Vom Kühlen, Harten, Getrennten hin zum Warmen, Weichen, Durchlebten. Mir liegt sehr daran, daß Angelika diesen Farbvorgang innerlich erlebt, denn nur über den Weg der Empfindung können die Farben ihre Wirkung bis ins Körperlich-Funktionelle hinein gesundend entfalten. Angelika kann ihr Erlebnis noch nicht in Worte fassen, aber sie malt mit Freude: Sie lächelt, und ihre Augen strahlen. Also vertraue ich der direkten Wirkung des Farbgeschehens auf ihre Seele.

Nach dieser intensiven Erfahrung mit nur zwei Farben rege ich Angelika nun zu einer Regenbogen-Farbfolge auf großformatigem Papier an. Dabei kommt die ganze Farbpalette zum Einsatz, die Papiergröße fördert die Großzügigkeit und das Hochformat die Aufrichtekraft der Malenden. Das atmende Grün des Regenbogens kann als stabile Mitte erlebt werden, nach oben in Gelb/Orange/Rot das Licht und die Wärme, nach unten im blauen und violetten Bereich Wasser und Erdenschwere. Von sich aus gestaltet Angelika die zunächst flächig angelegten Farbbereiche entsprechend aus.

Es gefällt ihr, die etwas unwirkliche Stimmung durch einen weiteren Regenbogen in der Ferne und verschiedene Feuer, deren Rauch sich in die Lüfte erhebt, zu unterstreichen.

Als nächstes Thema schlage ich den Farbkreis nach Goethe vor.

Hier verbinden sich die Regenbogenfarben zu einem kreisenden Farbkarussell, und auch Angelika kommt beim Malen in Bewegung. Besonders wird das in einer Zehn-Minuten-Skizze deutlich, die sie am Ende der Stunde malt. Frei und locker komponiert sie die Farben zum Zusammenklang.

Weitergeführt wird diese Übung durch das Thema «Ich im farbigen Raum». Diese Aufgabe erfordert eine stärkere Identifikation und läßt Angelikas Anfangsschwierigkeiten erneut auftauchen. Die Farbflächen sind wieder härter voneinander abgegrenzt, und die Ich-Gestalt im Bild erscheint kaum wahrnehmbar im hellsten Zentrum. Darauf angesprochen, bleibt Angelika entschieden bei ihrer Interpretation.

Die nächste Aufgabe besteht darin, die vier Elemente im Farbkreis in lebendig-beweglicher Verbindung zur Erscheinung zu bringen. Dabei muß Angelika aus den Farben zur gegenständlichen Gestaltung kommen. Das fällt ihr nicht leicht, dennoch arbeitet sie mit Interesse an diesem Thema. Hinzu kommt, daß sie nun stehend an der Staffelei malt, «wie eine richtige Künstlerin». Ich beobachte, wie sie sich mit dieser neuen Situation anfreundet und sie bald mit großer Selbstverständlichkeit erfüllt.

Von ihr selbst kommt der Wunsch, das Element «Feuer», das im vorigen Bild eher starr und fest wirkte, nochmals aufzugreifen, um es beweglicher zu gestalten. Angelika malt begeistert an diesem Motiv, und diesmal bringt sie das Feuer tatsächlich zum «Prasseln». Wieder hat sie einen Schritt zum Beweglich-Lebendigen geschafft.

Nun möchte Angelika nicht länger in «diesen Farben» malen. (Sie meint damit die reinen Regenbogenfarben.) Ich schlage ihr daher einen Farbweg vor, bei dem auch gedeckte Farbtöne wie Grau und Braun entstehen können. Sie achtet selbst darauf, daß die einzelnen Farben zwar gewisse Formen bilden, aber dennoch miteinander in Beziehung bleiben. Gegenständliches strebt sie diesmal nicht an. Angelika geht also von sich aus zum ersten Mal frei beweglich mit den Farben um, malt dabei vielfältige Mischtöne und Farbklänge in freier Formbewegung. Auftretende Schwierigkeiten können nun überwunden werden, und sie freut sich mit einem gewissen Stolz über ihr Bild. Es ist, als hätte sie sich «im Feuer» endgültig aus ihrer Erstarrung gelöst. Sie hat die Fähigkeit errungen, die Verbindung von Gegensätzen zu gestalten.

Nach dreizehn Wochen ist die Entlassung herangerückt. Angelika hat langsam und stetig an Gewicht zugenommen, kann jetzt zu ihren Fähigkeiten stehen und wirkt in der Gemeinschaft anregend und initiativ. Für ihre Zukunft hat sie zusammen mit dem Heilpädagogen und dem Psychiater einen Schulwechsel vorbereitet. Sie möchte weiterhin zur Schule gehen und noch nicht mit der Mittleren Reife abschließen. Ihre Eltern zeigten sich kooperativ und verständig, und auch in der Heileurythmie hat Angelika Fortschritte gemacht. So ist auf vielen Ebenen Entscheidendes geschehen. Die Zukunft wird zeigen, ob die Krankheit endgültig überwunden ist.

In der Maltherapie verbleiben Angelika noch zwei Stunden, in denen sie mit selbstgewählten Farbstimmungen beginnt und diese phantasievoll zu Landschaften ausgestaltet. Sie greift also das Thema vom Therapiebeginn wieder auf, kann aber jetzt ganz anders damit umgehen. Als sie bei einem Bild nicht weiter weiß, dreht sie es einfach um 180 Grad. So wird ein neuer Zugang möglich. Auch die kahlen Bäume tauchen wieder auf, sind nun aber in eine vielfarbige, üppige Landschaft eingebettet. Von «Leere» kann keine Rede mehr sein.

Als Angelika am Tag ihrer Entlassung zum letzten Mal in die Maltherapie kommt, sieht sie den ganzen Verlauf ihrer Therapie auf einen Blick: Alle Bilder sind in chronologischer Reihenfolge an den Pinnwänden befestigt. Sie ist überrascht und erfreut: «Das alles habe ich gemalt?»

Gemeinsam betrachten wir ihre Bilder noch einmal, erinnern uns an Höhen und Tiefen, Enttäuschungen und Freuden beim Malen, und es wird deutlich, wieviel sicherer, einfühlsamer und lebendiger Angelikas Umgang mit der Farbe geworden ist.

Sie wählt ihr letztes Landschaftsbild aus, um es mit nach Hause zu nehmen. (Die anderen Bilder bleiben zu Dokumentations- und Forschungszwecken in der Klinik.) Diese Wahl freut mich, denn ich sehe sie als Zeichen dafür, daß Angelikas Herz nicht mehr an zurückliegenden Entwicklungsstadien hängt, sondern ihr dieses neu errungene, selbstbestimmte Arbeiten am meisten bedeutet. Sie will auf alle Fälle zu Hause weitermalen.

Angelika ist einen sehr konsequenten Farbweg gegangen. Deshalb eignet sich ihr maltherapeutischer Prozeß besonders gut zur Beschreibung. Dies ist jedoch nicht immer der Fall. Jeder Therapieverlauf ist anders und stark von der Persönlichkeit geprägt, die ihn geht. Oft ist es ein mühsames Suchen, bis das Interesse des magersüchtigen Mädchens geweckt werden kann.

Durch diese Suche wird die innerliche Verbindung mit dem Tun Schritt für Schritt vorbereitet und schließlich ermöglicht. Der Moment des «Sich-Einlassens» ist für den Therapeuten meist deutlich wahrzunehmen, denn von nun an ist die Anwesenheit einer gesundenden Kraft spürbar. Erst jetzt kann sich die eigentliche Therapie zwischen Patient, Therapeut und künstlerischem Medium entfalten.

Es folgen nun zwei kürzere Beschreibungen, bei denen es mir insbesondere auf die Schilderung dieses «Einstiegsmomentes» ankommt.

Cordula

Cordula ist dreizehn Jahre alt, als ich sie zum Malen einlade. Sie ist zart und blaß, hat glattes, mittelblondes Haar und trägt eine Brille. Mit leiser, trauriger Stimme berichtet sie mir gleich, daß sie keinen Besuch bekommen habe. Ich höre, daß sie sich zu Hause immer mehr zurückgezogen hatte und ihre sozialen Kontakte gänzlich abgebrochen seien. Ihre bedrückte Stimmung hält sich sehr lange. Cordula malt lustlos, und eines Tages läßt sie mich wissen, daß sie «Malen überhaupt noch nie leiden konnte».

Nun beginnt die Suche: Cordula plastiziert Tiere, töpfert Schalen, malt mit pulverisierter Pastellkreide, selbst Buntstifte und Schrägschraffur lasse ich sie auf ihren ausdrücklichen Wunsch probieren, immer in der Hoffnung, sie könnte sich für etwas begeistern.

Eines Tage erzähle ich Cordula eine Geschichte. Sie probiert, diese mit weichen Ölpastellkreiden ins Bild zu setzen. Plötzlich ist der Bann gebrochen. Zum ersten Mal arbeitet sie so lang, bis das Bild einen überraschenden Reichtum an Farbe und Gestaltung aufweist. Zuvor hatte sie immer schon aufgehört zu malen, wenn das Bild noch leer und unfertig wirkte, und war zum Weiterarbeiten nicht zu bewegen. Dies stellt nun nach einer langen Zeit der gemeinsamen Suche den eigentlichen Einstieg in die Therapie dar. Mir ist deutlich, daß die bildreiche Sprache der Geschichte und das farbintensive, weiche Material der Ölpastellkreide für Cordula die Möglichkeit eines wirklichen Zugangs zum malerischen Gestalten begünstigten. Als sie nun den Wunsch äußert, Tiere zu malen, entsteht die Geschichte vom Nilpferd, die wir Stunde um Stunde gemeinsam weiterspinnen. Dem Nilpferd wird es in seinem Fluß zu einsam, es bricht auf, die Welt zu entdecken. Nachdem es verschiedene Landstriche durchwandert hat, findet es schließlich in einem Zirkus seine Familie wieder.

Fünf Bilder entstehen zu dieser Geschichte in satten, fröhlichen Farben. Bäume und Tiere treten grundsätzlich paarweise auf, und Cordula ist oft ganz versunken in ihre Arbeit, mit der sie in ihrer ganz eigenen Bildersprache ihre Wünsche und Sehnsüchte ausspricht. Nicht immer kann sie sofort mit ganzem Herzen dabei sein, doch mit etwas Ermutigung gelingt es ihr, wieder hineinzukommen. Begleitend übe ich mit Cordula das Formenzeichnen, das sie aus ihrer Erstarrung löst und ihr hilft, beweglicher zu werden.

Das Ende der Geschichte fällt mit Cordulas Entlassung zusammen. Sie ist nun wieder fröhlicher und kontaktfreudiger geworden, und es ist ihr gelungen, das errungene «Idealgewicht» über einige Zeit zu halten. Ihre Bilder zeigen jetzt eine reiche Phantasiewelt, in der das Nilpferd seine Familie schließlich in die Heimat zurückführt. Voller Stolz nimmt Cordula ihre letzten beiden Bilder mit nach Hause.

Lydia

Auch Lydia ist beim Malen alles andere als begeistert. Sie ist vierzehn Jahre alt und hat schon viel gemalt. In ihrem ersten freien Bild setzt sie gekonnt feinste Farbübergänge neben hart abgesetzte Farbflächen. Gegenständlich gesprochen, überspannt ein weiter Himmel einen kantigen Felsblock. Es gibt nichts, was diese beiden Extreme miteinander verbindet. Lydia wirkt innerlich wenig beteiligt. Sie schaut immer wieder auf die Uhr, und es stört sie gar nicht, wenn sie nicht weiterkommt. Sie sitzt einfach da und macht sich nicht einmal bemerkbar.

Zunächst versuche ich, Lydia mit einem malerischen Weg durch die Elemente zu erreichen. Um sie herauszufordern, stelle ich ihr auch dramatische Aufgaben wie «Fels und Brandung» und «Vulkanausbruch». Doch trotz einiger Geschicklichkeit in der Darstellung bleibt sie innerlich distanziert und unberührt.

Schließlich schlage ich Lydia vor, eine freie Farbbegegnung zwischen Goldgelb und Zinnoberrot zu malen. Ich hoffe, daß ihr dabei eine Begegnung leichter fallen wird als im gegenständlichen Arbeiten. Und tatsächlich scheint es ihr Freude zu machen, ein freies Spiel von Gelb-, Orange- und Rottönen zu ermalen. Anschließend frage ich sie, ob sie darin vielleicht ein Motiv entdecken könnte. Sie betrachtet ihr Bild eine ganze Weile – und dann ist es plötzlich da! Noch ist sie die einzige, die das von ihr entdeckte Geschehen wahrnimmt. Sie geht also daran, es langsam und sehr geschickt herauszuarbeiten: Unter einem gewaltigen Herbstbaum steht ein junges Mädchen in langem Gewand und spielt Geige, ein zweites steht hinter ihm und hört zu.

Von dieser Stunde an ist Lydia immer die erste und auch die letzte im Malraum. Es hat sie «gepackt». Es entstehen mehrere Bilder, bei denen sie jeweils mit einer ungegenständlichen Farbübung beginnt und dann gespannt ist, welches Motiv sich diesmal offenbaren wird. Ihre Bilder zeigen nun eine schöne Harmonie zwischen fein abgestimmten Farbnuancen und den sich daraus entwickelnden Formen.

Ihr letztes Bild betitelt sie: «Die Erlösung der beiden Schwestern», «Das Ziel des langen Suchens» oder auch «Freiheit, Erlösung, Sonnenseite nach dunklen Zeiten».

Aphorismus 4: Vorstellung

Geht man auf eine Vorstellung ein, muß man sie zuerst überprüfen und sie nicht einfach annehmen. Man muß sich fragen, stehe ich zu dieser Vorstellung, empfinde ich das gleiche? So hat sich auch meine Magersucht der Vorstellung bedient. Sie gibt mir falsche Vorstellungen vor, wie zum Beispiel das «Dicksein» oder meine Minderwertigkeit. Sie gibt mir ein falsches Ideal vor und beeinflußt meine Wahrnehmung, sowohl im Gefühl als auch im Sehen. Ich nehme einfach blindlings diese Vorstellungen an und prüfe nicht nach. Ich habe mich meiner Gedanken nicht bedient, und die Krankheit blockt in mir meine Gedankengänge ab, damit ich mir kein eigenes Vorbild machen kann. Daß das Essen etwas Gefährliches und Dickmachendes ist, ist eine Vorstellung, auf die ich tagtäglich hereinfalle. Doch ich muß dahinterkommen und mir klar darüber werden, was das Essen ist und was die Wirklichkeit ist. Überprüfen, nachdenken, umdrehen, sich ein eigenes Bild über das Essen machen! Es ist sehr gefährlich, so zu leben, indem man allen Vorgaben einfach folgt. So kann man in die gefährlichsten Dinge hineinkommen. Meine Vorstellung ist eine Wahnvorstellung. Sie entspricht nicht der Realität, bläht sich riesig auf, so daß ich sie erst gar nicht antasten will. Sie gibt mir den Eindruck, sie sei riesig und unantastbar. Das ist wieder eine falsche Vorstellung, die ich ändern kann, indem ich sie anfasse und von allen Seiten betrachte, bis ich merke, daß es nur Luft ist. Sobald ich sie anfasse, verliert sie ihre Selbständigkeit. Sie schrumpft in sich zusammen, da ich sie entblößt habe. Sie ist eine Fata Morgana, die verschwindet, wenn man sie erreicht und erforscht hat. Sie zieht sich ein Gewand an, eine Maske, hinter der in Wirklichkeit etwas anderes steckt. Die momentane Maske ist das Essen, welches sie aufblasen läßt vor meinen Augen. Ihre Gefühle, die sie mir vorgibt, sind meine wachsenden Schenkel, die aufgeblasen werden. Meine richtigen und realen Gedanken stecken hinter dieser Maske. Die Maske ist häßlich und unansehnlich. Sie macht mich häßlich und unförmig. Ich folge blindlings dieser Maske, die sich als Ungeheuer ausgibt, die aber in Wirklichkeit eine kleine, unsichere, falsche Vorstellung ist. Ich lasse mich von ihr reinlegen und lächerlich machen. Ich lasse mich verführen und folge jeder Stimmung.

Monica Bissegger und Susanne Reinhold *

Musiktherapie

Einleitung

Die Musiktherapie ergänzt sich mit den anderen Kunsttherapieformen zu einer ganzheitlichen Ansprache der an Anorexia nervosa erkrankten Jugendlichen. Kaum eine andere Kunst aber vermag das innere Erleben des Menschen so unmittelbar zu berühren wie die Musik. Sie kann diese Qualitäten auch bei körperlich sehr geschwächten Patienten, die nur zuhören oder wenig mittun können, entfalten.

Die Musiktherapie gewinnt deshalb gleich zu Beginn der stationären Behandlung von Anorexia nervosa eine wichtige Stellung, wenn die Jugendlichen oft in einem körperlich sehr abgebauten Zustand eintreffen. Viele der behandelten Mädchen fangen bereits innerhalb der ersten drei Wochen mit der Musiktherapie an, nur wenige erst gegen Ende des Aufenthaltes.

Wenn eine Sondierung notwendig wird, gehen wir Musiktherapeutinnen mit den Instrumenten auf die Station und besuchen die Jugendlichen in ihrem Zimmer. Die Musiktherapie kann dann ausschließlich aus Vorspielen bestehen oder ein gemeinsames Spiel auf kleinen Instrumenten umfassen. Sobald sich eine Stabilisierung des Befindens abzeichnet, steht uns der Wechsel ins Therapiezimmer offen mit der Möglichkeit, den Einsatz der musikalischen und der instrumentalen Mittel zu steigern.

Manchmal geht es im Verlauf einer Behandlung nicht geradlinig aufwärts. Ein Rückfall oder eine Stagnation kann verursachen, daß die Jugendlichen wenig Kraft haben. Dann bietet die Musik sehr oft die begleitende Stützte, die die Kontinuität wahrt, wenn vorübergehend der Schulunterricht oder andere Tätigkeiten eingeschränkt werden müssen.

* Die Einleitung und den Abschnitt über «Tina» hat Susanne Reinhold verfaßt, der Abschnitt über «Lisa» stammt von Monica Bissegger.

Wollen wir gegen Ende der Behandlung anregen, daß die Jugendlichen ihren Organismus noch stärker persönlich-seelisch durchdringen, so wechseln wir von der Musiktherapie entweder zur Tonheileurythmie oder zur therapeutischen Sprachgestaltung.

In der Kunsttherapie wirken die einzelnen Künste entsprechend ihrer Beziehung zu bestimmten Aspekten der leiblich-seelisch-geistigen Ganzheit des Menschen. Die Musiktherapie bietet den an Anorexia nervosa erkrankten Jungen und Mädchen einen Weg an, der sich auf die Verwandtschaft zwischen der seelischen und der musikalischen Entwicklung des Menschen gründet. Eine gesunde musikalische Entwicklung kann die leibliche Reifung von der Seite der seelischen Reifung her unterstützen und dem jungen Menschen helfen, sich seinen Körper zu eigen zu machen.

Wir können uns diesen Vorgang am Bild eines Flötenspielers vergegenwärtigen. Um die Flöte zum Klingen zu bringen, muß der Spieler die Flöte durchwärmen und mit seinem Atem beseelen. Es ist sein Ziel, daß sich die Melodie «vom Instrument befreit» aufschwingt und im Raum entfaltet. Das Geheimnis aber besteht darin, daß diese Befreiung nur «durch das Instrument hindurch» möglich ist. Auch der beste Flötenbläser braucht ein Instrument, um seine Melodie hörbar zu machen. Manchen magersüchtigen Mädchen ist – bildlich gesprochen – ihre Flöte nicht gut genug, um darauf zu spielen. Andererseits kommt aus der besten Flöte keine Musik heraus, wenn sie der Spieler nicht vorher in seiner Seele tönen hört. Manche Jugendliche müssen diese Musik erst in sich entdecken, um eine Beziehung mit ihrem Instrument – ihrem Körper – eingehen zu können.

So will die Musiktherapie Ordnung in die Reifung des Seelenlebens bringen. Sie zielt darauf ab, daß sich das Seelenleben erst mit Leib und Leben verbindet, um dann frei in der Welt wirken zu können.

Im Laufe der Jahre, seit an der Filderklinik magersüchtige Jugendliche behandelt werden, haben wir immer neue Beobachtungen bezüglich des musikalischen Einfühlungsvermögens der Patientinnen und ihrer Spielweise auf den Instrumenten anstellen können. Sehr oft begegnen uns eine schnelle Auffassung, ein großer Anspruch an sich selbst, eine leistungsbetonte Haltung. Die Mädchen – wir hatten bisher nur ganz wenige Jungen in Behandlung – sind ernst, erwachsen, pflichtbewußt, übergenau, dabei vielfach sehr angespannt. Sie haben wenig Phantasie und fühlen sich unsicher, wenn sie von sich aus etwas gestalten sollen. Manche tragen eine ablehnende, kühle, distanzierte Haltung zur Schau, sie haben kaum Interesse oder übermäßige Forderungen. Andere sind offen und freundlich, aber wenig eigenständig. Sie können still, traurig, schüchtern und mutlos sein.

Das Spiel auf den Instrumenten entspricht diesem Bild. Es ist geschickt, aber wenig schwingend und klangvoll. Es neigt dazu, hart, holzig, fest, ja faserig, steif und stockend zu werden. Rhythmisch ist es unsicher und verkrampft, oft abgesetzt oder mechanisch gleichförmig. Die Spielbewegung wie auch die musikalische Gestaltung neigen zum Stagnieren, oder sie sind viel zu zart, zaghaft und tastend und kommen in keinen «saftigen», herzhaften Ausdruck.

Der eben charakterisierten Gruppe steht eine ganz geringe Anzahl von Mädchen gegenüber, die das Gegenteil darstellen. Sie sind phantasievoll, ausufernd, verlieren sich leicht in der Umgebung und haben wenig Selbstwahrnehmung. Ihre geringe Abgrenzungsfähigkeit macht sie ängstlich, launisch und besonders unterstützungsbedürftig. Ihr Instrumentalspiel klingt meist weich, schlaff und unstrukturiert. Es kann strömend und beweglich sein, aber oft instabil und rhythmisch verschwommen. In der Gestaltung zeigt sich eine Tendenz zum Verfließen und Verfliegen.

Zusammenfassend, unter dem Gesichtspunkt der in der anthroposophischen Medizin beschriebenen Konstitutionstypen, läßt sich sagen, daß bei Anorexia nervosa das neurasthenische Erscheinungsbild in seiner Kopfbetonung und Neigung zu Erstarrung und Isolation dominiert, während das hysterische Erscheinungsbild in seiner mangelnden Abgrenzung und Tendenz zur Auflösung demgegenüber die Ausnahme bildet.

Daraus können wir das Ziel des musiktherapeutischen Weges bei Patientinnen mit Anorexia nervosa im allgemeinen formulieren: Mit Hilfe der Musiktherapie wollen wir Erstarrung lösen bzw. Hülle und Halt bieten, in ein atmendes, lebendiges, freudiges Spiel führen und erwärmen. Vor allem aber wollen wir eigenes Interesse wecken und durch das Üben verschiedenartiger Spielqualitäten zu einem eigenen, freien Ausdruck führen.

Unser erstes Anliegen, sozusagen die Bedingung für eine gemeinsame musiktherapeutische Arbeit mit dem Jugendlichen, besteht darin, sein Einverständnis, das heißt seinen ausgesprochenen oder seinen unausgesprochenen Willen zur Mitarbeit zu gewinnen. Einen gemeinsamen Weg gehen bedeutet, einen gemeinsamen Anfang zu haben. Daher müssen wir an der Erlebnisfähigkeit des jungen Menschen anknüpfen, dort, wo wir sein Interesse wachrufen können. Im Einzelfall also werden wir bei jedem Jugendlichen anders vorgehen und immer einen ganz persönlichen Weg suchen müssen.

Zu unserer musiktherapeutischen Ausbildung gehört es, den musikalischen Entwicklungsweg des Kindes bis ins Reifealter gründlich kennenzulernen und in der Wahl der Töne und Instrumente hörbar machen zu können. Dieser Hintergrund gibt uns die Möglichkeit, auch Störungen und Einseitigkeiten der Entwicklung besser zu verstehen, aufzugreifen und Schritt für Schritt wieder zum gesunden Entwicklungsstrom hin begleiten zu können.

Auf diesem gemeinsamen Weg müssen wir außerdem immer neu zwischen Extremen abwägen. Wir müssen darauf bedacht sein, die Mädchen weder zu überfordern noch zu unterfordern, da sich beides gleich schädlich auf sie auswirken kann. Wir müssen in der Art der Arbeit das rechte Maß finden zwischen dem bloßen Musizieren zur Freude und der pflichtgemäßen musikalischen Übung aus therapeutischer Ratio. Aus der Charakteristik der an Magersucht erkrankten Mädchen wird aber einleuchten, daß hier die Freude eine besondere therapeutische Bedeutung hat und deshalb bewußt angestrebt wird. Echte musikalische Freude steht nicht im Widerspruch zu den Gesetzen der Kunst und des Lebens, sondern sie kann sich gerade am Erleben, mit ihnen im Einklang zu stehen und sie frei zu handhaben, entzünden und stärken. Diese Freude bedeutet bei der Erkrankung der Anorexia nervosa schon einen Schritt in Richtung auf das Hauptziel der Therapie, die Freude am Leben neu zu gewinnen.

Tina

Tina fällt durch ihre Größe auf, obwohl sie immer ein wenig in sich zusammengesackt dasteht. Sie hat ein schmales, längliches Gesicht, glatte blonde Haare und lange, etwas ungeschickte Glieder. Die Eltern können sich nicht erinnern, daß sie als Kind eine Trotzphase durchgemacht hätte.

Jetzt, mit ihren siebzehn Jahren, ist sie bereits berufstätig im Rahmen einer Ausbildung. Äußerlich selbständig, hängt sie noch sehr an ihrer Mutter. Den Beginn der Lehre erlebte sie als sehr problematisch. Sie geriet in innere Konflikte, aus denen sie nicht allein herausfand. In dieser Zeit traten die Anzeichen ihrer Krankheit verstärkt hervor. Sie hungerte, ihre Periode blieb aus, und sie wurde bald darauf in die Klinik eingewiesen.

Hier versucht sie immer herumzurennen und kann ihren Bewegungsdrang kaum bremsen. Auch gibt es auf der Station mit den Mitarbeitern oft Zusammenstöße, wenn etwas anders verläuft, als sie es erwartet. Sie hat wieder zu essen angefangen, hängt gewichtsmäßig jedoch in einem unentschiedenen Schwebezustand – ohne zuzunehmen und ohne abzunehmen. Da die Krankheit aber noch nicht sehr lange besteht, hat sich Tina eine gewisse Lebensfrische erhalten.

Wir können bald einen Termin für die Musiktherapie ausmachen. Etwas zögernd erzählt Tina, sie habe noch nie ein Instrument gespielt, sie habe auch nie gerne gesungen. Macht sie sich Sorgen, etwas leisten zu müssen?

Am nächsten Tag, als Tina zum ersten Mal in den Musiktherapieraum kommt, hat sie bereits eine feste Vorstellung: Sie will Klavier spielen. Ich habe den Eindruck, als suche sie an dieser Vorstellung einen festen Halt gegen all das unbekannte Neue, das auf sie zukommt. Da sie noch nie ein Instrument in der Hand gehabt hat, meine ich, sollte sie erst einmal eine Vielfalt von Instrumenten kennenlernen, ehe sie sich auf eines festlegt. Auch möchte ich erfahren, wo Tina musikalisch lebt, mit welchen Klängen sie sich verbinden kann, was sie daran empfindet. Ich lade Tina daher in dieser ersten Stunde zu einem musikalischen Rundgang im Therapieraum ein, so daß sie hörend und selber spielend möglichst verschiedene Instrumente erfahren kann:

- einen Kontrabaß, dessen volle, tiefe Töne sich dem Boden übertragen, so daß man sie in den Fußsohlen vibrieren fühlt
- die Tenor-Chrotta, ein keltisches Streichinstrument in Cellostimmung, dem auch ein ungeübter Spieler ruhige, warme Töne entlocken kann
- ein Krummhorn, das mit seinem dudelsackartigen, lauten Ton unvermittelt zum Lachen reizt
- eine kleine Klangleier, die mit ihren sanft verklingenden Harmonien alle Herzen schmelzen läßt

– das koboldartig lustige Xylophon
– das glockenartig verschwebende Metallophon
– und das Alphorn, dessen Ton Ruhe, Kraft und Weite ausstrahlt.

Tina bleibt beobachtend und passiv, nichts scheint sie wirklich zu berühren. Den Kontrabaß findet sie «zu traurig», die Tenor-Chrotta «etwas besser», das Krummhorn «ganz gut, aber anstrengend», die Bordunleier «nichts Richtiges», «vielleicht beruhigend», von den Stabspielen gefällt ihr das Metall «besser» als das Holz, in das Alphorn wagt sie nicht zu blasen.

Zum Abschluß der Therapiestunde versuchen wir ein kleines Wechselspiel zwischen Xylophon und Metallophon. Nur mit einer deutlichen Vorgabe wagt sie sich ins Spiel: Dreitonmotive abwechselnd. Trotzdem ist sie gehemmt und ängstlich, etwas falsch zu machen. Einen melodischen Abschluß, den sie einmal entdeckt hat, wiederholt sie immer wieder, ohne daß eine Entwicklung zustande kommt. Kaum sind wir fertig, kommt sie fast bockig auf ihren Wunsch, Klavier zu spielen, zurück. Es scheint fraglich, ob sie mit einem anderen Instrument überhaupt bereit wäre mitzutun. Ihre ganze Haltung ist sehr abweisend.

Es ist deutlich: Tina fühlt sich von den angebotenen Instrumenten am meisten bei den Metallophontönen zu Hause, die hell und schwerelos leicht klingen. Man könnte es eine kindliche Helligkeit nennen, in der Tina noch lebt, wenn ihr nicht die dazugehörige kindliche Spiel- und Entdeckerfreude fehlte, die ihr den allmählichen Weg in Wärme und Dunkelheit der tiefen Töne zeigen könnte, den Weg, der auch zum Erwachsenwerden gehört. Die kindliche Fähigkeit, spontan zuzugreifen und in Schwingung zu kommen, ist bei Tina zu früh erstarrt. Sie ist wie ein Bäumchen, das verholzt, ehe es ausgewachsen ist, und so seine Bildsamkeit verloren hat.

Wir wollen also musikalisch versuchen, die kindliche Helle allmählich in die Wärme zu führen und die verfrühte Verhärtung zu lösen und beweglich zu machen. An der Helligkeit der Metallklangstäbe läßt sich sicher gut anknüpfen. Und wie steht es mit Tinas Wunsch, Klavier zu spielen? Welche Möglichkeit bietet das Klavier? So leicht zugänglich und immer spielbereit das Klavier einerseits scheint und, dem Schlagzeug ähnlich (man spricht ja von An«schlag»), zum Spielen einlädt, so anspruchsvoll ist es andererseits in der musikalischen

Gestaltung. Es verlangt nämlich, daß der Spieler bereits eine Vorstellung der Klangvielfalt, wie sie zum Beispiel die anderen Instrumente hervorbringen, besitzt und in sich lebendig machen kann. Wenn der Klavierspieler innerlich singt oder geigt, vermag er auch mit dem Klavier zu singen oder Geige zu spielen. Das Kennenlernen der vielfältigen Klangqualitäten anderer Instrumente kann das Klavier aber nicht ersetzen. So eignet sich das Klavier besonders, um musikalisch reiche Phantasiekräfte zu gestalten, weniger aber, um trockene Alltagsvorstellungen zu bereichern und zu beleben.

Tina macht einen nüchternen, wenig phantasievollen Eindruck. Sie hat es besonders nötig, durch das Hinhören auf die Töne verschiedener Instrumente erst eine innere Differenzierung zu erfahren. Auch kann sie die Tonentstehung bei einfachen Schlag-, Streich- oder Blasinstrumenten – wo keine Mechanik dazwischensteht – bis in das Material, das klingt, sozusagen hautnah, erleben und dadurch ihren eigenen Körper leichter ins Mitschwingen bringen. Ob Tina ihren Wunsch, Klavier zu spielen, durchhalten kann, wird sich zeigen. Es scheint mir aber für sie besonders wichtig, daß wir immer auch noch andere Instrumente zur Belebung einbeziehen.

Zu Beginn der nächsten Stunde schlage ich Tina vor, wir könnten Klavier spielen, aber in Verbindung mit Singen und einem anderen Instrument. Tina zeigt sich einverstanden. Als zweites Instrument wählt sie die Metallklangstäbe, die ihr auch das letzte Mal am besten offen für das, haben. Tina ist wie verwandelt. Sie scheint erleichtert und offen für das, was kommen wird.

Wir beginnen mit einem kurzen Vorspiel auf Klangstäben als Einstimmung auf die Musik. Tina hört eine kleine Melodie, die sich spielerisch von hellen zu etwas dunkleren Tönen bewegt. Sie hört sie von hinten, da ich hinter ihrem Rücken spiele, und bleibt dabei ganz sich selbst und ihrem Hören überlassen.

Dann setzen wir uns nebeneinander ans Klavier. Die Hände mit ihren fünf Fingern nehmen Kontakt auf mit der Tastatur, ihrer Einteilung, der Breite der Tasten. Wir versuchen, die Fingerbeweglichkeit mit der Beweglichkeit der einzelnen Tasten in Beziehung zu setzen, das Gewicht der Hand mitzunehmen.

Fünf Töne erklingen, aufeinander folgend wie Perlen einer Kette. Ich spiele vor, Tina spielt nach, rechte Hand – rechte Hand, linke Hand – linke Hand:

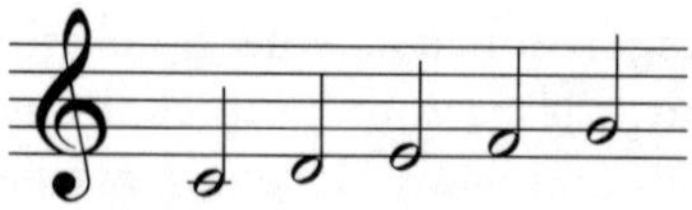

Die gleichmäßig fließenden Töne ordnen sich plötzlich im Rhythmus eines altfranzösischen Tanzliedes: lang kurz, lang kurz. Da muß Tina noch besser hinhören, um es nachzuspielen. Das hat sie noch nie geübt, es fällt ihr nicht leicht. Der neue tanzende Rhythmus bewegt sich durch die bekannte Tonfolge – sie greift ihn auf, schwingt sich allmählich ein. Am Ende stutzt sie noch einmal: Vor dem letzten Ton schiebt sich noch ein Nachbarton ein. Dann endlich haben wir das ganze Lied geschafft, spielen es sogar mit vier Händen gleichzeitig.

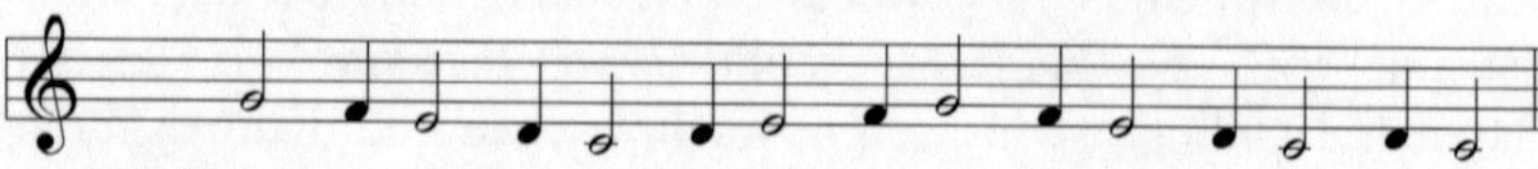
Kommt und laßt uns tan- zen, sprin- gen, kommt und laßt uns fröh- lich sein.

Wir stehen auf und beschließen die Stunde mit den Klangstäben. Stehend lassen wir mit großer Armbewegung die Schlegel auf den Metallplatten abfedern, im Rhythmus von Frage und Antwort ausschwingen.

In den nächsten Wochen bleibt die Gliederung der Therapiestunde immer gleich: Hören – Klavierspiel – freies Spiel. Das bedeutet einerseits einen festen Halt für Tina, erfordert andererseits viel Beweglichkeit, auf die einzelnen Themen je nach Bedarf länger oder kürzer einzugehen.

Zu Beginn spiele ich täglich denselben melodisch abwärtsführenden Weg, täglich neu gestaltet. Am ersten Tag zeigt Tina keinerlei Reaktion, das nächste Mal lauscht sie ein klein wenig länger nach. Hier geht der Entwicklungsprozeß ganz im Innern vor sich und bleibt nach außen lange Zeit unbemerkt.

Am Klavier greifen wir das französische Tanzlied auf. Tina wiederholt es abwechselnd mit der rechten Hand, dann mit der linken Hand, einmal in heller, einmal in dunkler Tonlage. Sie entdeckt, wie es einmal leicht wie eine Spieluhr, dann behäbig wie ein Bärentanz klingt. Inzwischen ist sie auch sicher genug, daß ich schon einmal im Kanon einsetzen kann und es zweistimmig erklingt.

Als Vorschau auf die nächste Stunde spiele ich Tina ein neues Lied vor: ein Frühlingslied. Erst bewegt es sich innerhalb unserer bekannten fünf Töne:

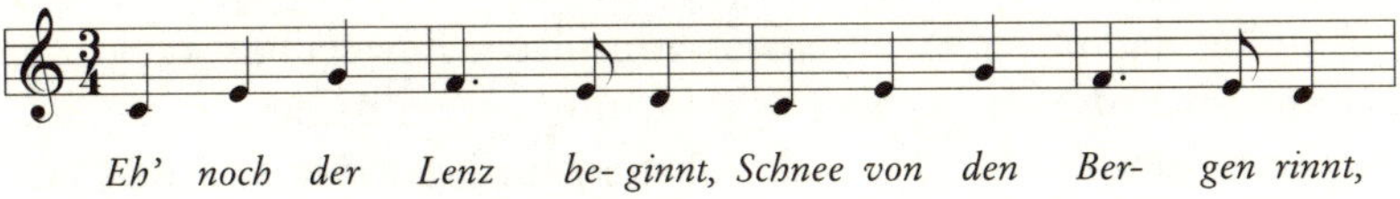
Eh' noch der Lenz be- ginnt, Schnee von den Ber- gen rinnt,

und schwingt sich dann durch die ganze Tonleiter bis zur Oktav auf:

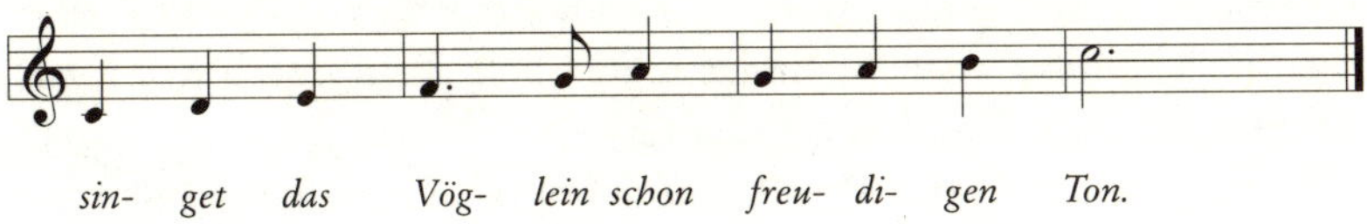
sin- get das Vög- lein schon freu- di- gen Ton.

Tinas Augen leuchten kurz auf, das gefällt ihr.

Als Ausgangspunkt für das freie Spiel gebe ich einen Ton mit einem Metallklangstab vor. Tina darf sich selbst aussuchen, welche anderen Töne am Metallophon dazu passen. Aber wie sucht man Töne? Tina steht da, als ob sie Töne aus der Luft greifen sollte. Zum «Suchen», das heißt abwechselnd anzuspielen, zu vergleichen, auszuwählen, muß ich sie erst auffordern. Tina findet drei Töne. Die kleine Improvisation klingt wie fernes Glockengeläut, das uns der Wind zuträgt.

Das folgende Mal – nach dem Vorspiel – beginnen wir am Klavier das neue Frühlingslied. Nun können die Finger nicht mehr alle nacheinander ablaufen wie bei dem Tanzlied, sondern einzelne Töne werden übersprungen. Damit wir durch die ganze Tonleiter gelangen, muß sich der Daumen, nachdem Zeigefinger und Mittelfinger gespielt haben, auf die nächste Taste setzen, so daß die anderen Finger die fehlenden Töne anfügen können.

Tina kommt ins Stocken. Es fällt ihr sehr schwer, eine neue Melodie im Gedächtnis zu behalten und nach dem Gehör die richtigen Finger zu setzen. Zugleich will sie es unbedingt erreichen und ärgert sich über jeden Fehler. Daß sie für all diese neuen Bereiche eigene Wahrnehmungsorgane besitzt, die ihr helfen, sich zurechtzufinden, wird sie erst Schritt für Schritt entdecken.

Im freien Spiel hingegen bezieht Tina ihr Gegenüber bereits besser mit ein und begibt sich lockerer und bewegter ins Spiel. Fragen sollen ihr helfen, die eigene Phantasie zu entdecken: Welches Instrument würde noch zu den Metallklangstäben passen? Sie meint: eine Flöte! Beim nächsten Mal wollen wir uns anhören, wie das klingt.

Am Tag darauf ist Tina geplagt von ihrem Bewegungsdrang. Zu Beginn des Zuhörens ist sie noch unruhig in den Beinen, dann hilft ihr die bekannte Melodie, sich auf die Musik einzulassen, und am Ende stehen ihre Füße ganz ruhig nebeneinander.

Das Frühlingslied hört sie nun schon zum dritten Mal. Wir machen ein Frage- und Antwortspiel daraus: Einmal beginnt Tina, ich antworte, einmal umgekehrt. Dann spielen wir das ganze Lied. Es kostet Tina große Mühe, aber sie findet schließlich allein durch das Lied, während ich eine Begleitung andeute.

Wie geplant, wird die Metallophon-Improvisation heute mit verschiedenen Flöten bereichert. Tina begutachtet den Zusammenklang, probiert sozusagen ihren musikalischen «Geschmack» aus. Die Kombination mit dem Tenor-Gemshorn, das einen warmen, weichen Ton besitzt, findet keinen Anklang, sie stellt sich «etwas Helleres» vor. Von zwei verschiedenen Sopranflöten wählt sie die Choroiflöte, die nicht so scharf wie die Blockflöte klingt und sich gut mit dem nachklingenden Metallophon verbindet. Das gemeinsame Spiel ergibt einen schönen Zusammenklang. Tina kann ihre Wahl aber nicht recht schätzen, sie ist noch zu sehr mit sich selbst und ihrem eigenen Spiel beschäftigt.

So entsteht eine Diskrepanz: Während ich beobachten kann, wie Tina in eine schöne musikalische Entwicklung kommt – und zwar am deutlichsten erlebbar am besseren Zuhören und am mutigeren freien Spiel –, hängt sie selbst mit ihrem Bewußtsein hauptsächlich am Klavierspiel, also an dem Teil der Therapie, wo sie am meisten mit ihren Grenzen ringt. Hier kämpft sie mit der Unbeweglichkeit ihrer Hände, mit ihrer schwachen Konzentrationsfähigkeit, sie kämpft darum zu hören, ob ein Ton lang oder kurz ist, ob eine Melodie auf- oder absteigt, und hier kämpft sie vor allem mit ihrem Leistungsanspruch. In Wirklichkeit kommt es bei allem, was wir tun, gar nicht auf das äußere Ergebnis an, sondern auf die innere Tätigkeit, die Tina einen umfassenden musikalischen Sinn und zugleich seelische Regsamkeit erschließen will. Der Kampf, den Tina in der Musik ausficht, ist nur der Ausdruck ihres Kampfes mit der Krankheit. Auch bei der Essensmenge möchte sich Tina am liebsten nach dem Urteil anderer richten und kämpft darum, ein gesundes Gefühl für Hunger und Sättigung zu entwickeln.

Wir beziehen deshalb in die Arbeit am Klavier immer Übungen ein, die Tinas Empfindungsvermögen für unterschiedliche musikalische Qualitäten wachrufen sollen. Wir spielen ein Lied in verschiedenen Tonlagen, um die Helligkeit der hohen Töne, die Gewichtigkeit der dunklen Töne zu erleben. Wir wiederholen eine Melodie in verschiedenen Tempi, um den Charakter von Bewegung und Ruhe zu erfahren. Eine Fülle von unbekannten Möglichkeiten, die man nur entdecken muß, verbirgt sich hinter jeder Schwierigkeit.

In den nächsten Tagen gewinnen jedoch die Hindernisse die Überhand. Die anfänglichen Impulse erlahmen, Tina erlebt einen Tiefpunkt. Am Freitag kommt sie mit Kopfschmerzen, sie fühlt sich kalt, die geringste Anforderung bringt sie zum Weinen.

Gleichzeitig nehmen wir auch in der Jahreszeit Abschied von der sommerlichen Wärme, immer mehr Bäume färben sich gelb und rot. Nach dem Wochenende schlage ich Tina vor, am Klavier ein Herbstlied zu spielen. Sie kennt: «Bunt sind schon die Wälder». Da es ihr vertraut scheint, wage ich es zum ersten Mal, sie zum Mitsingen aufzufordern. Was wir singen können, finden wir auch leichter auf dem Instrument. Sofort kommt ihre Ablehnung! Also singe ich allein, damit sie die Melodie wenigstens hört. Dabei spüre ich aber, wie es sich jetzt, anders als zu Anfang, nur noch um eine äußere Ablehnung handelt. Ich merke Tina an, wie sie auf die Anregung hin wenigstens innerlich versucht mitzusingen. Ganz allmählich freundet sich Tina in der nächsten Zeit mit dem Gedanken zu singen an. Erst «brummelt» sie manchmal mit, dann singt sie andeutungsweise. Sie hat es offensichtlich schwer, die Töne zu treffen.

Um so erstaunlicher ist es, daß schon das erste «unhörbare Singen» eine Wirkung zeigt. Tina findet am Klavier die Töne des Herbstliedes leichter, sie spielt die Melodie zusammenhängender und ist innerlich stärker beteiligt.

In dieser Zeit kommt bei Tina plötzlich viel in Bewegung. Sie entwickelt mehr Initiative und eigenes Interesse an der Musik. Am Wochenende setzt sie sich mehrmals ans Klavier und sucht ein Lied. Sie berichtet, wie gut ihr das Klavierkonzert am Sonntag abend im Festsaal gefallen hat.

Auch in der Therapiesituation findet ein Wandel statt. Tina wird etwas weicher und beweglicher. Wenn ich ihr am Anfang der Therapie ihre Melodie vorspiele, habe ich nun den Eindruck, daß die Melodie ganz bei ihr angekommen ist. Ich kann die helle Tonfolge um tiefe, kräftige Töne erweitern, ohne daß Tina widerstrebt. Beim Klavierspiel ist sie aufgeschlossener für Entdeckungsreisen in Neuland: Wir spielen Dreiklänge über die ganze Tastatur, wir versuchen, in freier Bewegung immer die rechte Hand auf die linke folgen zu lassen. Wir tauchen lauschend in den Wechsel von Dur- und Moll-Dreiklängen. Wo kann sich Tina mehr zu Hause fühlen? Sie beginnt Unterschiede zu hören: Einmal möchte sie lieber mit dem strahlenden Dur hinaustanzen, dann möchte sie sich lieber mit dem weichen Moll zurückziehen. Für die Improvisation können wir zum ersten Mal auch dunkle Töne hinzunehmen, Baßstäbe ergänzen das helle Metallophon.

Seit Tina den Mut zu ihrer Stimme gefunden hat, ist sie erst richtig in die Musik eingestiegen. Es folgen Wochen kontinuierlich aufbauender Arbeit, in denen mehr und mehr zum Vorschein kommt, wer Tina eigentlich ist. Wenn sie mutiger in die Klaviertasten greift oder wenn sie mit freier Bewegung die Schlegel auf den Baßstäben führt, wirkt sie größer und offener als bisher, ein prächtiges Mädchen.

Zart beginnt sich auch ihr seelisches Erleben in altersgemäßer Weise zu entfalten. Wie andere Mädchen in ihrem Alter, kann auch sie auf einmal in wechselnden Harmonien schwelgen. Sie kann den Wunsch äußern, außer den Liedern ein richtiges Stück zu spielen. Johann Sebastian Bachs erstes Präludium in C-Dur aus dem «Wohltemperierten Klavier», für viele Jugendliche das Stück, das sie zum Klavier hingeführt hat, mit seinen beweglich wechselnden Durklängen, Mollklängen, Dissonanzen und Auflösungen, scheint wie geschaffen, um ihre Seele mit harmonischen «Wechselbädern» zu beleben. Wenn sie im Üben ermüdet und klagt, daß die Hand spannt, spiele ich ihr manchmal zwischendurch das ganze Stück vor. Dann ist sie wie beflügelt und getragen von der bewegenden Kraft Bachscher Musik.

Tina wird erwachsener, eigenständiger, sie bleibt nicht mehr so stark an ihren Fehlern hängen. In der neunten Woche – von insgesamt zwölf Wochen Musiktherapie – kann ich gezielte Singübungen mit ihr beginnen. Es zeigt sich, daß ihre Singstimme nur vier Töne umfaßt, also wie eingerostet ist. Die Idee, daß die Singstimme sich erst im Singen bildet, ist ihr ganz neu. Etwas ungläubig, aber hoffnungsvoll fragt sie: «Kann man das auch lernen?»

Tinas Singen zeigt bildhaft die Lebenssituation eines Menschen, der nicht gelernt hat, sich seines Leibesinstrumentes zu bedienen, und deshalb auch kein Zutrauen in die Äußerung der eigenen Persönlichkeit gewinnen konnte. Gesangliche Atemübungen lockern und erweitern ihre Stimme, so daß sie anschließend freier in die ihr bekannten Lieder – wir nähern uns der Advents- und Weihnachtszeit – einstimmen kann.

Tina ist eines der Mädchen, die während der letzten Wochen ihres stationären Aufenthaltes zusätzlich Sprachgestaltung bekommen. Auch von der Seite der Sprache wird nun an ihrer stimmlichen Entwicklung gearbeitet, und sie selbst entdeckt, wie das eine das andere unterstützt, wie sie zum Beispiel nach den Sprachübungen, wenn ihre Stimme warm ist, viel besser singen kann.

Die Hörtherapie ist inzwischen verlängert um einen Schlußteil, den Tina selbst mit schwingender Bewegung auf Baßstäben begleitet. Die helle und bewegliche Melodie senkt sich herab bis zum tragenden Grundton C, der ihr einen sicheren Boden vermittelt und der zugleich Ausgang und Abschluß des Bachschen Präludiums darstellt. Zum Abschluß singt Tina freudig die altbekannten Weihnachtslieder. Sie wird zu Weihnachten entlassen, und nach einer angemessenen Ferienzeit wird sie ihre Ausbildung fortsetzen.

Das Hören war das durchgängige Element der Therapie. In der Hörtherapie war Tina ihm rein aufnehmend begegnet. Im Klavierspiel verband sich das Hören mit der Nachahmung. Hier wurde Tina in die Musik und ihre Gesetze eingeführt. Das Singen bildete den persönlichen Schlüssel, der ihr dieses Reich erschloß. Im freien Spiel wurde sie angeregt, aus dem inneren Hören heraus Neues zu schöpfen und nach außen zu tragen. Insgesamt war das ein musikalischer Weg aus dem Kindsein in die Eigenständigkeit des Erwachsenwerdens.

Lisa

Meine erste Begegnung mit Lisa, vierzehn Jahre alt, ist geprägt von dem Eindruck, ein sehr zartes, durchsichtiges, blasses Mädchen mit dunkelblonden, feinen langen Haaren, braunen Augen und schön geschwungenen Augenbrauen anzutreffen. Die Erinnerung an Schneewittchen steigt in mir auf. Ihr Gesichtsausdruck ist offen, zugewandt und vertrauensvoll, die Stimme eher leise und hoch. Sie liegt halb aufgerichtet im Bett, neben sich den Ständer mit der Sondennahrung.

Lisa ist sehr erfreut zu hören, daß sie Musiktherapie bekommen soll. Sie ist seit etwa einer Woche in unserer Klinik und muß wegen ihres schlechten Zustandes im Bett bleiben. Mit der Musiktherapie soll der erste Versuch gemacht werden, sie wieder ins Leben hineinzuführen.

Seit einem halben Jahr wiegt Lisa nur noch 28 kg bei einer Größe von ca. 1,56 m, ihr höchstes Gewicht lag bei 43 kg. Von den Eltern wird sie als Musterkind beschrieben, das sich früh entwickelte, aber kaum eine Trotzphase hatte.

Der tägliche Gang zur Musiktherapie wird für die erste Zeit Lisas einzige Unternehmung sein. Auffällig ist am Anfang ihre große Offenheit und ihre vertrauensvolle Art. Ich wähle für uns zuerst ein kleines Metallophon aus, welches wir zu zweit, uns gegenübersitzend, spielen. Das Metallophon hat einen weichen, lange nachklingenden Ton. Ich entscheide mich für dieses Instrument vor allem wegen des sich ausbreitenden Klanges. Zudem kann das Instrument auf einem Tisch stehen, so daß Lisa nur den leichten Schlegel führen muß und mit wenig Kraft schon einen Ton erzeugen kann. Ich habe für sie A-Pentatonik ausgewählt, wir benutzen also nicht alle Töne, sondern nur bestimmte:

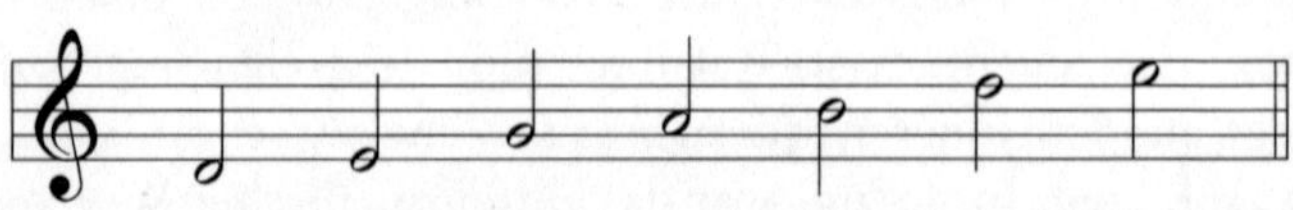

Mit der Pentatonik haben wir ein Tonsystem, in dem keine Halbtöne vorkommen und in dem es keinen Grundton gibt, sondern einen Mittelton. Durch diesen fehlenden Grundton entsteht nie das Gefühl, irgendwo anzukommen, ein Ende zu finden. Eher bleibt das Gefühl, in einem unendlich Schwebenden zu sein, welches auf der Erde nicht ankommen wird. Diese Stimmung entspricht auch der Stimmung des kleinen Kindes, seine Bewegungen gehen in alle Richtungen, wie ein kleiner runder Ball. Erst allmählich erobert es sich den Boden und beginnt sich aufzurichten und somit die Senkrechte zu beherrschen.

Auch das magersüchtige Mädchen entzieht sich der Erdenschwere, indem es nicht mehr essen will und kein Interesse gegenüber anderen Menschen und gegenüber seiner Umwelt entwickeln kann. Es möchte in einen leicht schwebenden Zustand kommen und von der Erde fliehen.

Für Lisa wähle ich nun also dieses pentatonische Tonsystem aus, als Versuch, ihrer Stimmung entgegenzukommen. Ich fordere sie auf, mit mir im Wechsel ein freies Spiel zu gestalten, wobei ich den Anfang mache, um ihr den Einstieg zu erleichtern. Es scheint ihr nicht schwerzufallen, einfach zu spielen. Auch veränderte Rhythmen kann sie spielerisch vielfältig aufgreifen. Als ich allerdings in einen 6/8-Takt übergehe, kann sie nicht folgen und bleibt im geraden Takt. Die tänzerisch schwingende Taktart ist ihr nicht nahe genug. Der gerade Takt mit den hüpfenden, punktierten Rhythmen fällt ihr viel leichter. Ihr Spiel bleibt immer etwa gleich leise mit kaum bemerkbaren dynamischen Veränderungen.

Wir versuchen als nächstes, uns ein Bild vorzunehmen, das wir musikalisch mit Tönen erzählen wollen. Da es ihr anscheinend keine Mühe macht, sich im Musikalischen frei zu bewegen, können wir diesen Schritt wagen. Die Aufgabe ist es nun, etwas schon einmal Erlebtes innerlich so wach werden zu lassen, daß es nach außen gesetzt werden kann. Ein Bild für sie wähle zunächst ich aus, weil ich das Gefühl habe, daß ihre Eigeninitiative noch nicht genügend stark ist, selber einen Anfang zu setzen.

Ich nehme das Bild eines fröhlichen Kindes, das über eine Wiese springt. Dieses Bild wähle ich, weil ich gemerkt habe, daß Lisa gerne die punktierten Rhythmen spielt. Sie fängt dann auch sofort leicht und beschwingt an. Dabei macht sie das gleiche, was kleinere Kinder immer tun: Sie spielt nicht nur die Stimmung, sondern erzählt innerlich genau, was das Kind alles sieht und erlebt, und endet mit dem Spiel erst, nachdem sie alles erzählt hat.

Danach äußert Lisa einen eigenen Wunsch: Sie möchte als nächstes etwas Trauriges spielen. Sie habe das Traurige gern, meint sie. Deshalb spiele sie auch Cello. Sie fängt nun mit dem Traurigen an und spielt mit den unteren ihr zur Verfügung stehenden Tönen, immer gleichbleibend langsam. Es gelingt ihr, eine ganz andere Stimmung herbeizuführen. Dabei wird ihr Gesicht blasser und ernster.

Dann stelle ich die Aufgabe, dieses traurige Spiel in ein etwas leichteres und fröhlicheres überzuführen. Ich nehme dazu die Choroiflöte, und Lisa bleibt bei dem Metallophon. Die Choroiflöte ist eine sehr schön weich klingende Sopranblockflöte. Dieses Verändern von traurig zu leicht und fröhlich fällt Lisa schwer.

Beim nächsten Mal möchte sie gerne wieder den Stimmungswechsel lustig-traurig aufgreifen, merkt aber schnell, daß sie nicht ins Traurige hineinkommt. Deswegen schlage ich ihr vor, das Lustige noch mehr auszuspielen, kurz und knapp zu bleiben und wirklich lustig aufzuhören, es am Ende nicht abzumildern. Was Lisa bisher spielte, zeichnete sich dadurch aus, daß sie dabei zwar die Stimmungen aufgriff, aber immer etwas an der Oberfläche blieb. Eine Ausnahme bildete dabei das erste traurige Spiel – was jetzt nicht mehr gelingen will. Das völlige Eintauchen in eine Stimmung fällt Lisa schwer, auch hat sie Mühe, etwas kurz zu spielen. Es wird alles lang und findet kaum ein Ende.

Um ihr für dieses Unentschlossene, Unentschiedene, was sich in dem nicht enden könnenden Spiel äußert, eine Hilfestellung zu geben, spiele ich ihr auf der Choroiflöte eine irische Melodie vor, die sie nun mit dem Metallophon begleiten kann.

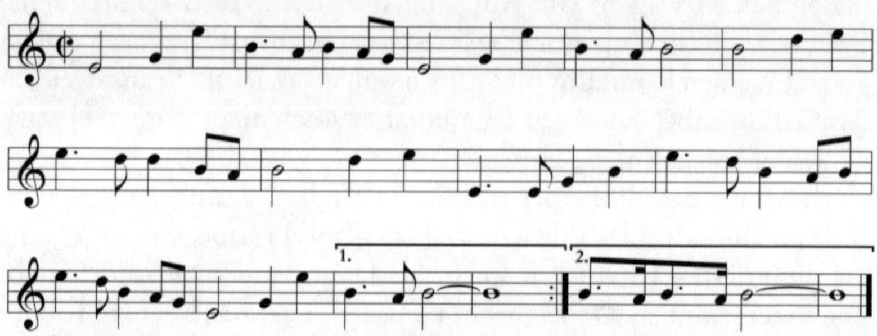

Erst begleitet sie nur mit den Haupttönen:

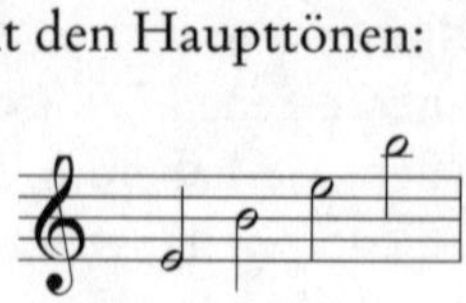

Dann begleitet sie mit allen pentatonischen Tönen, die sie bisher gespielt hat. Die Melodie gefällt ihr, sie kann mit ihren Begleittönen schnell den Rhythmus des Liedes aufgreifen. Es geht nun darum, möglichst verschiedenartige Begleitungen zu finden, im langsamen oder im schnelleren Tempo. Lisa kann sich also an einer vorgegebenen Melodie festhalten und doch eigene Gestaltungsmöglichkeiten suchen. Später spielt sie die Melodie, und ich begleite, und so können wir uns abwechseln.

Wir bleiben neben dieser vorgegebenen Melodie immer auch beim freien Spiel. Als nächsten Schritt gebe ich ihr die Aufgabe, das zu spielen, was sie gerade fühlt. Daraufhin spielt sie gleichmäßig und nachdenklich. Ich greife ihr Spiel auf, versuche mich in ihre Stimmung hineinzufinden, und sie setzt das Spiel wieder fort. Anschließend erzählt sie mir, daß sie an einen Brief gedacht habe, den sie gerade von einer Freundin bekommen habe. Tränen steigen ihr in die Augen. Sie habe nicht gedacht, daß ihre Freundin sie so mag, sagt sie. Wir versuchen, wieder im Musikalischen dafür einen Ausdruck zu finden. Die Melodien werden von ihrem Charakter her liebevoll. Sie freue sich auf morgen, meint Lisa.

Wir versuchen in der nächsten Zeit, die von uns vorgenommenen oder die entstehenden Stimmungen immer «echter» werden zu lassen. Wir bemühen uns, in ein verschiedenartiges Spiel zu kommen, langsamer oder schneller zu spielen, auch lauter oder leiser. Mein Anliegen ist, sie damit in eine innere Beweglichkeit zu führen, die verschiedene Stimmungen zuläßt und zudem von einer Stimmung zur anderen wechseln kann.

Diese innere Beweglichkeit versuche ich auch anzuregen, indem ich zusätzlich zur Choroiflöte andere Instrumente dazunehme, wobei Lisa nach wie vor beim Metallophon bleibt. Ich verwende als erstes die Leier. Die Kombination mit der Choroiflöte gefällt Lisa aber besser. Dann greife ich zum dunkel klingenden Tenor-Gemshorn. Damit kann sich Lisa gar nicht anfreunden, es ist für den momentanen Zustand zu dicht und zu tief für sie. Wir versuchen es mit dem Sopran-Gemshorn; diesen Klang kann sie akzeptieren.

Es ist zu merken, daß Lisa ein inneres Gefühl für die verschiedenen Klänge entwickelt. Es entstehen Sympathie- und Antipathiegefühle. Damit ist ein deutlicher Unterschied zum Anfang der Therapie entstanden. Zu Beginn hatte es den Anschein, als wenn sie in ihrer starken Offenheit alles mitgemacht hätte; nun weiß sie genauer, was sie will, was ihr angenehm, was ihr unangenehm ist. Es tritt mehr Persönlichkeit in den Vordergrund.

Ich gebe Lisa nun die Aufgabe, ein Märchen auszusuchen, welches wir dann mit verschiedenen Instrumenten improvisierend spielen wollen. Sie schaut mich erst erstaunt an und sagt, Märchen habe sie schon lange nicht mehr gelesen. Sie will sich aber ein Buch ausleihen und sehen, ob sie eines findet.

Ich leite diesen Schritt ein, um ihre musikalischen Gestaltungskräfte noch mehr anzuregen und damit auch ihre innere seelische Empfindungsfähigkeit. Die Welt der Märchen ist eine unwirkliche Welt, aber dennoch mit realen und wichtigen Bezügen zum Leben. Auch Lisa hat sich in eine unwirkliche Welt zurückgezogen, in der die Bezüge zum realen Leben, zum eigenen Körper, zu den anderen Menschen, zur Umwelt immer mehr verlorengegangen sind. Wird das Bild eines Märchens helfen, den Lebensfaden wieder aufzugreifen? Welches Märchen wird Lisa aussuchen?

Zuerst schlägt Lisa das Märchen «Die Sterntaler» vor und sagt, sie sei noch auf der Suche, welches Märchen sie wirklich wolle. Wir beginnen «Die Sterntaler» so zu gestalten, daß Lisa den musikalischen Teil übernimmt und ich das Märchen lese. Lisa versucht mit dem ihr nun bekannten Instrument, dem Metallophon, in der Pentatonik improvisierend eine Anfangsmusik, Zwischenmusiken und eine Schlußmusik zu spielen. Anfangs ist sie noch etwas zögerlich und sehr stark auf mein Lob und meine verbale Unterstützung angewiesen. Ganz allein zu spielen und auf sich selber angewiesen zu sein fällt ihr schwer.

Wir halten uns nicht lange beim Sterntaler-Märchen auf. Es soll nur ein erster Versuch sein, in diese Art der Märchengestaltung hineinzukommen.

In der Zwischenzeit hat sich Lisas Gesundheitszustand merklich gebessert. Sie kann selber essen, ist in der Jugendgruppe mit deren Aktivitäten integriert, die Heileurythmie sowie die Familientherapie haben begonnen.

Lisa hat sich nun auch für ein Märchen entschieden: «Schneewittchen» soll es sein. Für die Gestaltung dieses Märchens nehmen wir uns viel Zeit. Wir überlegen, welche Instrumente für welche Personen geeignet wären und in welcher Art wir spielen könnten. Lisa soll also auf verschiedenen Instrumenten spielen und neben der Pentatonik auch andere Tonkombinationen suchen und verwenden. Die Wahl der Instrumente treffen wir so, daß ich einige vorstelle und wir uns zusammen für ein jeweils zutreffendes entscheiden. Jedes Instrument ist für Lisa spielbar. Es sind nicht nur Schlaginstrumente, sondern auch Blas- und Saiteninstrumente.

Auf folgende Instrumente und Töne sind wir gekommen:

Königin: Alt-Streichpsalter
Hauptintervall: f - h

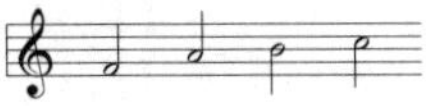

Schneewittchen: Metallophon
Haupttöne: e - h

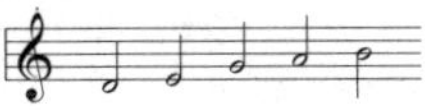

Zwerge: Alt-Xylophon
Hauptintervall: Sekunde

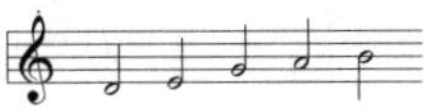

Königssohn: Alt-Gemshorn
Hauptton: g

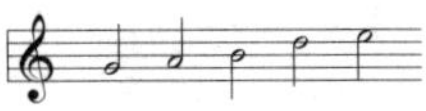

Der Umgang mit dem Streichpsalter fällt Lisa leicht. Es ist zu merken, daß sie ein Streichinstrument spielt und deshalb mit der Bogenführung bei diesem für sie neuen Instrument nicht viel Mühe hat. Erstaunlicherweise bekommt die Darstellung der Königin den stärksten Ausdruck. Es gelingt Lisa, bizarre Klänge hervorzurufen, die ich ihr nicht zugetraut hätte. Ein neuer Wesenszug ihrer Persönlichkeit schimmert durch.

Für die Darstellung des Schneewittchens kristallisieren sich die Töne e und h als Haupttöne in der A-Pentatonik heraus. Dadurch bekommt die Melodie etwas Helles und Glänzendes.

Die Zwergenmusik auf dem Xylophon wird anfangs etwas zu brav. Lisa braucht immer wieder meine Hilfe, um in eine gewisse Leichtigkeit, aber auch Bestimmtheit hineinzukommen.

Das Spielen des Gemshorns für den Königssohn bereitet Lisa am meisten Mühe. Hier ist zu merken, daß ihre Körperkraft noch kaum ausreicht, um ein Blasinstrument zu spielen. So umfassen anfangs die Musikteile für den Königssohn nur etwa sieben Töne, werden später aber etwas länger. Da Lisa Blockflöte gespielt hat, ist das Decken der Löcher kein Problem.

Die Märchenarbeit bereitet Lisa viel Freude, sie ist intensiv beteiligt und wird immer selbständiger. Wir können das Märchen aber nicht ganz abschließen, weil die Weihnachtszeit beginnt. Wir nehmen uns jedoch vor, danach weiterzumachen.

In der Weihnachtszeit, das heißt nach den Weihnachtstagen bis Dreikönig, ist für die ganze Jugendgruppe eine Extraepoche mit Musik geplant. Lisa ist mit ihrem Cello in einer Gruppe mit vier anderen Mädchen, von denen drei ebenfalls magersüchtig sind. Ich erlebe Lisa zum ersten Mal in der Gruppe. Sie ist eher ruhig. Aber es ist zu merken, daß sie keine Einzelgängerin ist, sondern ihren Platz in der Gruppe gefunden hat und mit den anderen im Austausch ist, obwohl sie die jüngste ist.

Mit einem kleinen Konzert beenden wir diese Arbeit. Als Zuhörer sind die anderen Patienten und Mitarbeiter der Jugendstation eingeladen.

Als wir uns nach Dreikönig wieder treffen, steht ein verändertes Mädchen vor mir, nicht mehr anhänglich und absolut vertrauensvoll, sondern distanzierter und kritischer. Die kürzer geschnittenen, kinnlangen Haare tragen zu dieser Veränderung bei. Der Eindruck eines innerlich selbständigeren Mädchens entsteht.

Ich bin sehr erfreut über diese Veränderung und merke, daß das Märchen «Schneewittchen» nicht mehr ganz passend ist. Auch Lisa selbst fragt, ob wir an dem Märchen noch weiterarbeiten müßten. Wir einigen uns darauf, das Angefangene doch noch innerhalb kurzer Zeit abzurunden und es dann den anderen Kindern und Jugendlichen vorzuspielen.

Dieser Entschluß, das Märchen den anderen vorzuführen, fällt Lisa nicht leicht, aber es wird ein wichtiger Schritt sein, um etwas abzuschließen, von sich abzusetzen, nach außen zu setzen.

Bei der Aufführung spielt Lisa mit einer großen inneren Sicherheit und mit musikalisch ausgewogenen, schönen Melodiebögen. Es sind keine nicht enden wollenden Phrasen mehr, es sind klare Aussagen geworden.

Wie in dem Märchen ist Lisa dem Tod nahe gewesen, hat aber wieder einen neuen Lebensanfang gefunden.

Bald darauf wird sie nach dreimonatigem stationärem Aufenthalt nach Hause entlassen.

Aphorismus 5: Ich

Vorstellung und Gedanken nähren einander und geben sich Kraft. Vorstellungen bestehen aus Gedanken. Gedanken bestehen aus Vorstellungen. Sie gehören zusammen. Dadurch können sie sich in etwas Unendliches hineinsteigern. Wer ist es, der sie zurechtweist und stoppt?

Es bin ich. Ich, die Verbindung zwischen Gedanken und Seele. Alle drei gehören zusammen. Denken, Ich und die Seele. Das Ich gibt die Gedanken an die Seele weiter. Das Ich gibt der Seele die Nahrung. Die Seele nimmt auf, was ihr befohlen wird. Das Ich muß die Gedanken kontrollieren, bevor es sie weitergibt. Sind die Vorstellungen nicht erkrankt, so kann man sicherer sein, daß es die richtige Nahrung der Seele ist. Das Ich muß dennoch immer kontrollieren, was die Gedanken, die Vorstellungen und Eindrücke sind. Eindrücke kommen von außen auf mich zu. Feste Vorgaben, die durch eine Gesellschaft entstehen. Die Gedanken und Vorstellungen nehmen diese auf und geben sie dem Ich weiter. Das Ich muß nun sehen, was daran richtig ist, was ich anders sehe. Was stimmt, was kann ich meiner Seele als Nahrung geben, damit sie nicht leiden muß? Das Ich muß zwischen außen und innen entscheiden und sich eine eigene Meinung machen.

Gisela Bräuner-Gülow

Heileurythmie

«Willensbewegung und Intellektbewegung, das sind zwei Kräfteentwickelungen des Menschen, die mit verschiedener Geschwindigkeit vor sich gehen. Der Intellekt des Menschen entwickelt sich in unserem Zeitraum schnell, der Wille langsam. (…) Das ist die allgemeine Zivilisationserscheinung, daß wir mit unserer Intellektentwickelung die Willensentwickelung überholt haben. (…) Das geht (…) so weit, daß diese organische Begleiterscheinung sich ausdrückt in einer sehr starken Neigung zum Unrhythmischwerden des rhythmischen Systems und zu einer Verweigerung der Kräfte des Stoffwechsels (…). So daß man also ganz organisch die Heileurythmie einfügen kann in die Heilbehandlung überhaupt (…).»[1]

Rudolf Steiner

I

Zum therapeutischen Konzept der Filderklinik gehört auch der Einsatz von Heileurythmie – eine Therapieform, bei der sich die Bewegungen aus der Alltagsbewegung herausheben und die auch keine Anleihen an andere, bekannte Bewegungstherapien macht. Ihr Begründer ist Rudolf Steiner, der sie 1921 aus der Kunsteurythmie entwickelt hat.

Alltagsbewegungen sind jedem bekannt. Sie gehen beim gesunden Menschen wie von selbst. Wir können uns dabei unterhalten oder die Gedanken abschweifen lassen. Wir kennen das reflexartige Reagieren genauso wie zweckorientierte Bewegungen. Zum anderen wissen wir, daß Bewegungen emotionalen Charakter haben: Freudige Bewegungen beispielsweise unterscheiden sich von Bewegungen in gedrückter Stimmung. Der bekannte Pantomime Samy Molcho hat sich gerade mit dieser Thematik ausgiebig beschäftigt.[2]

Darüber hinaus sind sportliche Betätigungen bekannt; das Bedürfnis, die Muskeln zu stärken, den Kreislauf anzuregen usw., läßt diese Bewegungsart für viele zum notwendigen Ausgleich für das Sitzen werden. Der Sport ist also eine zweckorientierte Bewegungsform. Die Bewegungsmuster sind vorgegeben und werden bewußt trainiert. Ziel ist die mühelose Beherrschung des Körpers und des Raumes. Der Bewegungsablauf erfährt viele Beschleunigungen.[3]

Welche weiteren Gesichtspunkte zur menschlichen Bewegung lassen sich noch aufzeigen? Beispielsweise die Bewegungsentwicklung des Menschen von der Kindheit bis ins Alter. Sie zeigt sich in differenzierter Weise. Jedes Lebensalter hat seine spezifische Art des Bewegens: Der Säugling bewegt sich anders als das spielende Kind, der Jugendliche anders als der Erwachsene oder gar der alte Mensch. Die Bewegung jedes Menschen macht in der Zeit Wandlungen durch.

Außerdem gibt es im Menschen einen weiteren verborgenen Bewegungsbereich, der zunächst unabhängig ist von seinem Lebensalter. Er wird uns selten bewußt: die geheimnisvolle Welt der Bewegungen im Stoffwechsel des Menschen. Diese werden für Medizin und Therapie interessant, da sie Aufschluß geben über den gesundheitlichen Zustand des Menschen. Sie haben Spiegelfunktion. Durch sie wird eine Bewegungsdiagnose möglich: Wie bewegt sich wohl ein Rheumatiker? Wie ein Morbus-Crohn- oder Colitis-Kranker? Wie dagegen ein vor Gesundheit strotzender oder ein gesunder, aber zartgliedriger Mensch?

Diese «Stoffwechselbewegungen» sind zugleich auch Anzeiger für den Grad von Auf- oder Abbau im menschlichen Organismus. Eine Beurteilung der Magersucht hängt daher primär mit solchen Aspekten zusammen. Unsere Aufmerksamkeit gilt in der Heileurythmie diesen differenzierten Bewegungsformen. Nicht die Frage nach dem sozialen Hintergrund zur Entstehung der Magersucht ist für die Bewegungsdiagnose und -therapie wesentlich, sondern die individuelle Bewegungskonstitution des einzelnen Mädchens. In welchem Grad befindet sich der Abbau? Wie sind die Wärme-Kälte-Verhältnisse, wie ist die Zirkulation? Wie ist die Verdauung selbst, wie die Atmung? Solche Aspekte sind Anzeiger für den Grad der Vitalität des Patienten. Bei den magersüchtigen Mädchen sind die vitalen bzw. ätherischen Kräfte im Schwinden begriffen. Das therapeutische Eingreifen der Heileurythmie muß sich daher ganz auf diesen gefährdeten Stoffwechsel richten.

Die gesunde jugendliche Bewegung strahlt Lebensfreude, Kraft und Elastizität aus. Anderes beobachten wir dagegen an der Bewegung eines abgemagerten Mädchens: Vitalitätsverlust wird oft zu Brüchigkeit im Bewegungsverlauf, zu Härte und Dürftigkeit, zu Zwangsbewegungen. Bildlich gesprochen soll heileurythmisch nun daran gearbeitet werden, ein ausgetrocknetes Flußbett wieder mit Leben, mit Wasser zu füllen. Da Wasser im zeitlichen Strom erlebt wird, der Stoffwechsel ebenso ein zeitlich gegliederter Prozeß ist, sind die heileurythmischen Bewegungen vor allem unter diesem Zeitaspekt zu sehen und zu üben.

Als Begründer der Heileurythmie stellt Rudolf Steiner einen völlig neuen Zusammenhang zwischen äußeren Bewegungen und Sprachbewegungen her. So beschreibt er die Konsonanten zum Beispiel als diejenigen Sprachlaute, die «das Äußere ausdrücken», ja sogar eine «Imitation der äußeren Form» darstellen. Sprachlaute werden zu Bewegungsformen. Äußeres wird in Sprache verinnerlicht und von dort wiederum zur heileurythmischen Bewegung.[4]

Um diesen Umgestaltungsprozeß einzuleiten, üben die Mädchen in den Einzelstunden Schritte, die in ihren Bewegungsabläufen von Zuständen wie «fest», «fließend», «luftig» und «heiß» geprägt sind. Zum Beispiel hat ein Schritt auf festem Erdboden einen anderen Charakter, als wenn man durch Wasser watet oder vom Wind schwerelos über eine Wiese getragen wird und so weiter. Solche im zeitlichen Ablauf sehr unterschiedlichen Bewegungsformen führen bereits in diesem Anfangsstadium aus der bloßen Zweckorientierung der Alltags- oder Sportbewegung heraus. Sie sind Vorbereitungsübungen zu den heileurythmischen Lautübungen L, M, S und R.[5]

Ein anderer wesentlicher Übungskomplex wird die Beschäftigung mit den Vokalübungen sein. Hier kommt uns der Laut nicht – wie bei den Konsonanten – aus Elementen einer äußeren Wirklichkeit entgegen, sondern er ist direkt der Ausdruck einer inneren Empfindung. Bekannt ist das durch Ausrufe wie «ah», «aha» oder «oh», in denen sich unmittelbares seelisches Erleben äußert.

Im folgenden soll kurz skizziert werden, welche Bedeutung den Vokalen in der heileurythmischen Behandlung der Magersucht zukommt. Wird durch die vokalischen Interjektionen sprachlich Seelisches zum Ausdruck gebracht, so deuten die heileurythmischen Vokalübungen auf ein seelisches Empfinden bezüglich der eigenen leiblich-ätherischen Bewegung hin. Das vokalische Bewegen bringt Rudolf Steiner in Zusammenhang mit dem seelisch-geistigen Individuum, das sich jeweils in anderer Form offenbaren kann: als «Person», die sich durch die I-Bewegung zu erkennen gibt; als «Mensch» in seiner Menschengestalt durch den U-Vokal; als «Seele» durch das verbindende O; als «Ich», das durch das E den zündenden Lebensfunken in den Ätherleib hineinträgt; und schließlich durch das A, durch das der Mensch sich von seiner «Tiernatur» abgrenzen kann.[6]

Findet in der Magersuchtbehandlung vor allem die E-Übung Verwendung, so deshalb, weil über diese Bewegungsform der zündende seelisch-geistige Aspekt in den Ätherleib eingepflanzt werden kann, die jugendliche Patientin sich dadurch wieder stärker «in sich selbst» fühlen kann.[7]

Dem Sprechvorgang beim E – eine Zusammenziehung im hinteren Gaumenbereich – steht die heileurythmische E-Übung als Bewegung gegenüber. Die Arme werden gestreckt gekreuzt, dabei immer enger werdend. Die heileurythmische E-Bewegung bewirkt Eigenwahrnehmung und ist im Zusammenhang mit der Abmagerung eine wichtige Maßnahme, weil der Vitalitätsverlust auf lange Sicht auch den Eigenwahrnehmungsverlust zur Folge hat. Abmagernde Menschen sind im Begriff, sich zu verlieren – mit allen dazugehörigen negativen Konsequenzen. Der physische Körper tritt – je länger, desto mehr – als einzig akzeptierter Lebensbereich ins Bewußtsein. Ihm allein gilt noch die Aufmerksamkeit, allerdings in negativer, da zerstörerischer Weise.

Auf diese Art wird der physische Körper beim Anorexia-Patienten auf Dauer das leere Gefäß, aus dem sich die wichtigen Lebensfunktionen zurückziehen. Die E-Übung in ihrer rhythmisch gegliederten Abfolge wird zum Mittel dafür, daß die Lebensfunktionen wieder ergriffen werden.

Methodisch wird die E-Übung – wie auch alle weiteren Übungen – in einzelne Übungsschritte gegliedert und vorbereitet, so daß man von einer spezifischen Bewegungskomposition sprechen kann.

Im Ermessen des Therapeuten liegt es, den angesprochenen Aufbau der Übungen an den jeweiligen Zustand der Patientin anzupassen und auch mit weiteren Übungen zu ergänzen. Dagegen ist das Ziel der Therapie recht klar definiert. So sollen die heileurythmischen Bewegungen:

- die Stoffwechselvorgänge anregend unterstützen
- das rhythmische System, also Atmung und Zirkulation, beleben
- das Gefühlsleben aktivieren
- die Eigenwahrnehmung fördern.

Dabei können besonders durch die heileurythmisch geführten Bewegungen spezielle Aufgabenfelder bewältigt werden:

- den physischen Körper durch eine ausgewogene Statik in seine ihm angemessene Schwere- bzw. Leichteproportion bringen
- die Bewegung durch Überwinden eintöniger Gleichförmigkeit ätherisch-rhythmisch gliedern
- diese rhythmisierte Bewegung mit innerer seelischer Empfindung gestalten und neu impulsieren
- die ganze menschliche Gestalt über die Bewegung geistesgegenwärtig, ichhaft ordnen und koordinieren.

Man kann von therapeutischer Kunst sprechen, wenn es gelingt, die Patienten so anzuleiten, daß über einen gezielt herbeigeführten Bewegungsprozeß eine Veränderung in der Empfindung gegenüber dem Leib eintritt. Versucht wird, überhaupt erst einmal eine Brücke vom physischen Körper zum eigenen Erleben aufzubauen. Diese Brücke liegt bei der Heileurythmie besonders in ihrer rhythmisierten und ätherischen Bewegung. Gelingt dieser Prozeß, dann wird der vergessene und abgebaute Leib «an die Hand genommen» und über diese Brücke der rhythmischen Bewegung ein Stück begleitet.

Diese Bewegungen bedeuten Anregung und Anreiz für den Stoffwechsel, der auf die geschilderte Art zur Gesundung geführt werden kann.

II: Alice

Behandlungsdauer:	2 x 4 Monate
Heileurythmie-Einheiten:	33 beim ersten Klinikaufenthalt
	59 beim zweiten Klinikaufenthalt

Ein zartes, zurückhaltendes und melancholisches Mädchen steht vor uns. Alice wiegt 33 kg bei einer Körpergröße von 162 cm. Sie ist 11 3/4

Jahre alt. Es ist ihr zweiter klinischer Versuch, der Krankheit Herr zu werden. Nun ist sie also zu uns gekommen.

Sie beobachtet alles, wenn sie täglich ausgiebig an ihrer Zimmertür zum großen Flur steht. Pünktlich und gewissenhaft ist sie. So auch bewegt sie sich: fein, zierlich, ästhetisch und präzise. Ihre Hände und Füße sind kalt. Ihr noch kindliches Alter ermöglicht es, sie über Bilder zu den Heileurythmie-Übungen zu motivieren. Sie beginnt die Heileurythmie zunächst bei einer Kollegin, bevor ich sie übernehme.

Die Heileurythmie-Übungen, die wir für sie zu Beginn zusammenstellen, macht sie mit großer Konzentration, sofern sie sie auf Anhieb überblickt und schafft; Erfolgserlebnisse sind wichtig für sie.

Schon anders sieht es dann aus, wenn die Übungen komplizierter werden, etwa die sehr anspruchsvollen Stoffwechsel-Sprung-Übungen. Dabei reißt ihr oft die Geduld. Unwillig bricht sie ab und bockt. Blickt mich mißtrauisch an.

Nun, das ist nicht weiter schlimm. Im Verlauf der Therapie wird sie diese Klippen überwinden. Mit der gleichen Zierlichkeit, Akkuratesse und Ästhetik gelingen ihr dann die schwierigsten Übungen. Damit könnte man sich doch eigentlich zufrieden geben, würde man meinen: Ästhetik, Präzision und Leichtigkeit, das sind immerhin Eigenschaften, derer sich nicht jeder rühmen kann. Was also ist es, das uns nach anderen Schwerpunkten in Alices Bewegungsleben suchen läßt? Und fragen läßt: Was *fehlt* ihr trotz Leichtigkeit der Bewegung und Geschicklichkeit?

Sie ist elf Jahre und acht Monate alt, das behalten wir im Blick. Sie hungert sich aus dem Leben. Sie nimmt nicht zu, wie man das von einem Mädchen erwarten würde, das vor der Pubertät steht. Sie läßt das Leben nicht wirken in Wachstum und Rundheit einer heranreifenden Frucht.

Die Bewegungen wirken daher trocken, überformt und ausziseliert. Ihre Fähigkeit zu Konzentration und Ausdauer scheint zudem auch eher der einer Erwachsenen zu gleichen. Sie holt ihre Kraft aus einer gedanklichen Intensität, die ihrem noch kindlichen Alter unangemessen ist. Die Unverbindlichkeit und kühle Distanz zu ihrem noch funktionierenden Körper ist unübersehbar.

Will man solche Fähigkeiten unbedingt vertiefen? Oder sollten Elemente gefördert werden, die sich in Alices Bewegungen nicht offenbaren können – und welche?

Erste Epoche: Jede Stunde beginnen wir nun mit der IAO-Übung, einer Übung, die in einem harmonischen Wechsel die Hauptrichtungen der eigenen Gestalt verbindet:

- I steht für das Aufrichten von den Füßen bis zum Kopf. Wir strecken uns in unsere persönliche Größe, stehen im Mittellot.
- A steht für die Verbindung vom Kopf zu den im Winkel gestellten Beinen, in einer Abwärtsrichtung: Wir stellen uns kraftvoll auf den Boden.
- O steht für die fühlende Mitte. Die Arme verbinden sich in der Horizontalebene zum Kreis. Getrenntes wird verbunden. Ein freier Innenraum kann sich bilden.[8]

Bevor von vorne begonnen wird, lösen wir uns nacheinander von diesen drei geometrischen Elementen, schlüpfen also quasi aus dem Kreis (O), aus dem Winkel (A) und aus der Senkrechten (I) heraus, um erneut in diese wieder hineinzusteigen. Wir vergleichen diesen Vorgang damit, daß wir ein Kleid anziehen und wieder aus ihm herausschlüpfen – ein Kleid, das immer für uns vorhanden ist und nur darauf wartet, angezogen und abgestreift zu werden.

Diese Übung wiederholen wir, erst langsam, später auch mit Beschleunigung. Das gefällt unserer jungen Patientin gar nicht. Sie liebt die langsamen, beherrschten Bewegungen. Der Kopf will die Überschau nicht verlieren. Es ist ihr ein Greuel, sich durch das schnelle Tempo ganz in die Willens- und Tat-Ebene zu begeben und dabei auf das kontrollierende Element des Kopfes zu verzichten.[9]

Weitere vorbereitende Übungen sind entweder das dreiteilige Schreiten (Heben – Tragen – Stellen) oder rhythmische Schrittübungen wie Längen und Kürzen gehen, bis hin zu einem gestalteten Rhythmus: kurz – kurz – lang oder lang – kurz – kurz mit weiteren Varianten.

So in Bewegung gebracht, folgt die «große E-Übung», als enger werdende, abwärts geführte Armkreuzungen. Sie führt zu einem verstärkten Wahrnehmen und Sichbewußtwerden in einer Lebenssituation, in der mit dem Dünner- und Dünnerwerden auch die vitale Gefahr des Sichverlierens im wörtlichen Sinne gegeben ist. Dünn, mager und schwach werden, das sind existentielle Gefahren für das eigene Leben. Sich dieses lebendigen Leibes zu erinnern, sich bewußt zu machen: an jeder überkreuzten Stelle kommt es zum zündenden Funken – das verstärkt das «In-sich-Fühlen».[10]

Wie zu erwarten war, legt Alice auch hier ihre ganze Intensität hinein und offenbart Ernst und Strenge, die man ihres kindlichen Alters wegen nicht unbedingt fördern möchte. Die Frage nach dem «Wie», nach der Art, wie sie die Übung ausführt, gibt allmählich Aufschluß über ihren Konstitutionstypus.

Doch zunächst einige Bemerkungen zu dieser Übung:

Die Vokalübung lebt prinzipiell von ihrem rhythmisch gegliederten Aufbau. Sie beginnt mit dem *Sprechen des Vokals*, gefolgt von einer Serie von *Armbewegungen*, ausgeführt von oben nach unten. Der mittlere Teil wird mit den *Bein/Schritt-Bewegungen* vollzogen und der vierte Teil wieder mit den *Armbewegungen*. Den Abschluß der ganzen Vokalübung bildet dann das stille *Nachhören*, als eine Zusammenfassung des eingangs gesprochenen Vokals mit den nachfolgenden Arm-Bein-Arm-Bewegungen. So fallen im stillen Nachhören Sprache und Bewegung als innere Resonanz zusammen.[11]

Ein wesentliches Merkmal dieser Vokalkomposition ist zudem die zeitliche Gliederung: Arm- und Beinbewegungen haben jeweils ein Drittel der Zeit zu beanspruchen. Drei gleiche Zeitteile also. Man verwendet dabei keine Stoppuhr, zählt auch nicht die Bewegungen ab. Ein inneres Gefühl für den Zeitablauf soll dabei entwickelt werden.[12]

Alice macht nun aus dieser Übung ein in die Länge gezogenes Intensivunternehmen: Endlos lange braucht sie für einen exakt gemachten Übungsteil, endlos lange steht sie am Schluß da, wenn sie nachlauscht. Ihr Blick erstarrt, den Kopf nach vorn geneigt. Reglos, leblos wie eine Wachsfigur. Unterbrechen darf ich sie nicht. Dann wird sie ungehalten. So wie sie sich weigert, die Übung zu beschleunigen, so weigert sie sich auch lange, den Vokal selbständig zu sprechen. Wir tun es eben gemeinsam. Sie braucht die Unterstützung, beharrt jedoch genauso eisern auf ihrem persönlichen Tempo.

Einerseits mit Erschrecken, andererseits mit Faszination schaue ich Alice bei der Übung zu. Wenn mir der Vergleich mit einer Novizin aus einem mittelalterlichen Kloster kommt, ist das wenig übertrieben. Hier, an dieser Stelle, wird mir schlagartig klar, an welch kritischem Punkt der seelischen und ätherisch-leiblichen Erstarrung sie steht. Was sich teilweise bei den folgenden Konsonanten-Sprung-Übungen wieder aufheben wird, tritt hier in voller Schärfe zu Tage.

Da stelle ich mir die Frage: Die junge Patientin bei ihrem eigenen Tempo belassen – oder sie doch von außen anregen, sich zu beschleunigen? Ich entscheide mich für den ersten Weg, vertraue indes auf die rhythmisierende, befeuernde Wirkung dieser Übung, die ihre Zeit eben braucht, um in Alice das in Gang zu bringen, was lebendige, rhythmische Bewegung ist – außen wie auch innen. Lebendiger erscheint Alice ja inzwischen: Sie hat bereits rosigere Backen, wirkt heiter. Wenn sich diese Veränderung in der Übung direkt noch nicht zeigt, so doch als erstes Lebenszeichen im Alltag.

So «zieht» sich Alice eben jedesmal in den Heileurythmie-Stunden dieses «Übungskleid» der großen E-Übung an. Eines Tages wird es ihr schon passen. Dann ist sie auch selbst hineingeschlüpft – ohne äußeren Druck von meiner Seite. Diese Überlegungen bewegen uns im Team, und der folgende Behandlungsweg wird es bestätigen.

Zweite Epoche: Weitere Übungen kommen hinzu. Wir schauen uns in den Elementen der Natur um. Treten ans Fenster, schauen hinaus: grünes Gras, das sich im Wind bewegt; Wolken am Himmel, die über Nacht den Regen gebracht haben; der Weg draußen vor dem Fenster, mit Steinen bedeckt. Erde also. Und Sonne, die Wärme und Licht bringt.

Wir ordnen das Gesehene. Erde, Wasser, Wind und Wärme. Versuchen das in die Bewegung umzusetzen: Wie bewege ich mich im «Wasser»? Die Hände tasten sich hinaus, dann heran. Der M-Laut ist geboren. Wir entdecken die vielen Möglichkeiten, M zu gestalten.[13]

Wir versuchen weiter, das vor unserem Fenster Beobachtete, etwa die Wolken, das Wasser auf der Erde, die feuchte Luft, in einen Bewegungszusammenhang zu bringen – das L wird geboren: schöpfend eintauchen mit beiden Händen, von unten hinaufführen und oben lösend weiten; es schließt sich der «Wasserkreislauf» wieder, wenn sich die Arme und Hände nach unten senken. Eintauchen – Hochführen – Weiten – Hinuntergleiten: Schweres wird leicht, Leichtes wird wieder schwerer – ein fließend-strömendes Verwandeln.[14]

«Wie ist es nun mit der Wärme?» frage ich. «Kann sie sich auch steigern?» Alice sucht nach einer Lösung und findet sie: «Es kann auch brennen!» – «Feuer also?» Sie nickt: «Feuer bewegt sich.» – «Wie denn?» – «So etwa …» Alice versucht, eine sich schlängelnde Flammenbewegung zu finden. «Laß mal ein Feuer auflodern in deiner Bewegung!» lautet meine Anregung. Alice probiert. Zwar noch etwas eckig und unterkühlt, die spontane Dynamik fehlt ihr; noch steht sie am Anfang und sucht in die Bewegungselemente hineinzufinden. Aber das Tor zum S ist jedenfalls gefunden.[15]

Der Wind fehlt uns noch. Die bewegte Luft. «Siehst du die Luft?» frage ich sie. – «Nein», sagt sie, «die kann man nicht sehen.» – «Aber du siehst doch, wenn Wind draußen ist?» – «Ja schon.» – «Die Blätter, das Gras, die ziehenden Wolken? Du spürst auf deiner Haut, wenn der Wind weht? Wenn Blätter oder Heu im Wirbel erfaßt werden.» – «Ja!» Das kennt sie. Das R entsteht. Die Arme kreisen in horizontaler, vorwärtsrollender Bewegung.[16]

Wir können nun darangehen, mit den einzelnen Lauten eine «Geschichte» zu entwerfen, die Alice bald ohne mein aktives Mitbewegen allein gestaltet:

Es ist morgens. Wir befinden uns in einem Tal. Hohe Berge erheben sich darüber. Bäume wachsen dort unten, schöne, kräftige, mit knorrigen Wurzelstöcken in der Erde (X-Bein-Stand und -Sprung). Wir lassen sie wachsen (L mit den Armen dazu). Alice steht noch wackelig auf ihren zwar geschickten, aber ungeübten Beinen. Ihre Sprünge sind hart – die sonst so bewundernswerte Leichtigkeit ist dahin. Sie schämt sich ihrer Ungeschicklichkeit. In jeder Stunde versuchen wir es von neuem. Trotz ihres Unmuts.

Baum nach Baum entsteht: eine echte Allee. Erst die eine Seite vorwärts gehüpft, dann die andere, rückwärts hüpfend.

Über uns der blaue Himmel. Kleine Wölkchen ziehen dahin (M mit den Armen). Unten im Tal beginnen die Mittagsglocken zu läuten (Kiebitz-Sprung). Kräftig erklingt ihr Schall im Tal.

Der Nachmittag bringt Gewitter und Sturm mit sich. Blitze zucken herab. Wir thronen hoch oben auf dicken, weißen Wolken (S mit den Armen über O-Bein-Stand und -Sprung). Das Gewitter dauert lange und ist ausgiebig.

Es «stürmt» dabei, erst schwach, dann stärker. Das Unwetter reißt alles mit sich (R mit den Armen und Schritt-R). Der Wind treibt und rollt die Wolken vor sich her. Ganze Wolkenmassen wälzen sich vom Sturm getrieben.[17]

Das Gewitter hat nachgelassen. Es gibt erst einmal eine Pause. Wir setzen uns.

Wir erheben uns wieder und «bauen» wattig-weiche Wolken, eine nach der anderen (B – Arme und B – Beine) rund um den Horizont (im Kreis gehend). Hübsche, leichte, blau-lichte Wölkchen mit dem ersten zarten Abendrotschimmer. Wichtig ist uns, daß sie wirklich rund und weich werden ...[18]

So problemlos, wie hier beschrieben, verläuft allerdings der Lernprozeß keinesfalls. Es gibt durchaus Höhen und Tiefen, als die anfänglichen Versuche, zum ruhig fließenden M mit den Armen den Kiebitz-Sprung mit den Beinen hinzuzunehmen, zunächst scheitern. Erleben zu müssen, daß ihr etwas nicht auf Anhieb gelingt – und zwar perfekt gelingt –, ist für Alice unerträglich. Sie bricht jedesmal ab und will nicht mehr. So geht das schon einige Zeit. Und so geht es auch beim L mit X-Bein-Stand und -Sprung und den übrigen Kombinationsübungen mit Armen und Beinen. Dennoch: Alice ringt sich durch, sie schafft und übt, wird immer sicherer und freier. Die eingangs erwähnte Präzision und Ästhetik im Bewegungsablauf beginnt sich etwas zu mildern.

Soweit unsere «Konsonanten-Geschichte». Alice liebt sie inzwischen. Sie macht sie gerne. Unmerklich wird aus der Übung ein Spiel. Ein Spiel mit tiefem Ernst. Die Heileurythmie ist zum festen Bestand in ihrem Wochenplan geworden. Alice ist geknickt, wenn die Stunde einmal ausfallen muß und bettelt: «Doch wenigstens fünf Minuten ...»

Die «Substanzen» der unterschiedlichen Übungselemente, die Alice sich zubereitet und einverleibt, sind im übergeordneten Sinne «Medikamente» mit großer Wirkungsbreite: Peristaltik, Rhythmisierung, Durchwärmung, Durchlüftung – entsprechend den vier Elementen Erde, Wasser, Wärme, Luft – sind Bewegungselemente, die in den Stoffwechsel wieder eingearbeitet werden. In der Lautreihe LMSR spielen deshalb die Beine eine zentrale Rolle, denn sie bilden den Schwerpunkt, den «Boden des Gefäßes», in den hinein die Richtung der rhythmisierten Bewegungsdynamik gehen soll.

Fein und ästhetisch bleiben Alices Bewegungen; deshalb ist die Verbindung zu ihrem Stoffwechsel noch nicht restlich geglückt: Alice bleibt meist «ästhetische» Zuschauerin ihrer eigenen Bewegungen, sieht sich distanziert beobachtend bei den Übungen zu.

Was uns jedoch nicht hindert, sie in ihrem derzeitigen Zustand bei einem Gewicht von 38,3 kg als fröhliches, rosiges, harmonisch wirkendes, zwölfjähriges Mädchen zu entlassen. Sie hat es geschafft, so glauben wir. Für sechs Wochen.

Danach wird Alice elend und depressiv, mit 34 kg erneut bei uns eingewiesen: Dahin sind all unsere Bemühungen! Ihr kindlicher Charme, ihre ästhetische Feinheit in Bewegung, Kleidung und Körperpflege scheinen wie aufgezehrt. Alice erinnert sich kaum an die Übungen, die wir über Wochen miteinander gemacht haben.

Sie ist weit weg, in einer hoffnungslosen Dunkelheit. Sie reagiert kaum auf Ansprechen. Schaut starr vor sich hin. Sie hat auch keine Lust, sich zu bewegen, versäumt ihre Termine. Hat im Grunde keinen Lebenswillen mehr.

Die Apathie, das Desinteresse an der sie umgebenden Welt ist nun Anlaß, das Übungsprogramm umzustellen: Innere Impulse und Freude sind nicht zu erwarten, also müssen – mit den Stabübungen – äußere Reize gesetzt werden.

Dritte Epoche: Siebenteilige Stabübung, Zwölfteilige Stabübung, Spirale, Wasserfall, Werfen, Qui-Qui, «So ist S».[19] Zögernd und lustlos ist bei Alice der Anfang.

Jede Stabübung bekommt ihre teilweise recht komplizierte Raumform, die Alice dazu gehen muß. Sie wacht auf, muß notgedrungen ihre Umgebung und ihren Leib besser wahrnehmen. Der Stab hilft strukturieren, die Raumform hilft die Umgebung gliedern. Alice bekommt sogar etwas Spaß an der Sache, je mehr ich sie fordere. Zwei Wochen sind vergangen.

Inzwischen steht sie auch wieder pünktlich vor der Tür, um rechtzeitig zu beginnen.

Gemeinsam im Team überlegen wir den weiteren Therapieschritt. Die sie umgebende Welt beginnt Alice nun wieder wahrzunehmen. Also sind die Stabübungen auch nicht mehr die notwendigen therapeutischen Maßnahmen. Doch kalte Hände, kalte Füße, flacher Atem, schwache Zirkulation sind Hinweise, daß zur Veränderung des allgemeinen Zustands eine innere Geschmeidigkeit notwendig ist. Wenn der Mensch «im Innersten seines organischen Wesens ergriffen wird», so führt Rudolf Steiner aus, dann bekommt er die Möglichkeit, seinen «Ätherleib zu einem brauchbaren Patron zu machen».[20] Wie soll das aber vor sich gehen?

Die sogenannten «seelischen Übungen» sind in Rudolf Steiners

Vortragszyklus «Heileurythmie» in einem gesonderten Kapitel beschrieben. Dort wird inneres Empfinden und Bewegen in unmittelbaren Zusammenhang gebracht. Zwei Übungen greifen wir für Alice heraus: «Ja – Nein» und «Sympathie – Antipathie». Der Umweg über den Ätherleib wird für diese Übung dort beschrieben. Es soll also ein Weg zum Organismus gebahnt werden. Das bedeutet, daß die innere Stimmung sich eines Mittlers bedient. Das ist die ätherische Bewegung. Die innere Stimmung prallt also nicht unmittelbar auf den Organismus und zwingt ihn zur Reaktion; die vermittelnde ätherische Bewegung schafft den nötigen Freiraum in Form dieses «Umwegs». So kann bei der «Ja – Nein»-Übung die Atmung reagieren, bei der «Sympathie – Antipathie»-Übung die Zirkulation.[21]

Und so führe ich Alice ein: «Mach mal mit deinem linken Fuß einen kräftigen Bogen nach links vorne und setze ihn sicher auf. Hole ihn jetzt zurück; stelle ihn wieder neben den rechten Standfuß. Und nun mache mit dem rechten eine ebenso energische Bogenfigur nach rechts hinten. Hole den Fuß von dort wieder nach vorne. Stehe fest auf deinem Standort. Die Füße geschlossen.» Dann wechseln wir ab – oder wiederholen die eine Bogenfigur mehrmals, dann die andere. Langsam, schneller, ganz schnell und wieder langsam. Ganz unterschiedlich.

«So. Und nun mach mal aus dieser Bogenfigur eine so entschiedene, kräftige Aussage, als würdest du ‹ja› sagen. Und bei der rechten Bogenfigur ‹nein›. Mehrmals die eine, dann die andere. Wechsle ab: Ja – nein – ja – nein ...! Reite mit deinen Gedanken auf deiner Bewegung!»[22]

Alice hat es zuerst nicht leicht damit. Sie braucht Zeit, bis wirklich überzeugend «Ja» und «Nein» herauskommt. Jede Stunde wiederholen wir die Übung, bis Alice eines Tages eine lebendige und abwechslungsreiche «Ja-Nein-Zwiesprache» gelingt. Am Ende der Übung geht auch tatsächlich ihr Atem tiefer. Ihre Mitte beginnt sich hör- und sichtbar zu regen. Der Organismus antwortet wieder.[23]

Wir setzen uns, lassen die Übung einen Augenblick nachklingen.

Nun zur zweiten Übung: «Taste mit deinem rechten Fuß behutsam nach vorne; folge etwas mit Arm- und Oberkörperbewegung. Versuche aus dieser Gebärde die Gegenrichtung zu bilden; ziehe diesen Fuß dann langsam, aber bestimmt nach rückwärts, hinter dich. Deine Arme und deine Haltung folgen. Stehe sehr aufrecht, mit nach hinten gestemmten Armen.» Langsame Vorwärtsbewegungen. Langsame Rückwärtsbewegungen. Immer mit dem rechten Fuß. Zur Erleichterung auch einmal zwischendurch mit links ausgeführt. Der wesentliche Akzent soll jedoch auf dem rechten, dem «Tat»-Fuß bleiben. «Jetzt lege in deine Vorwärtsbewegung die Stimmung der Sympathie, der Zuneigung, in deine Rückwärtsbewegung die Stimmung der Antipathie, der Abneigung. Wechsle die Bewegungsstimmungen langsam ab: Zuneigung – Abneigung – vor – rück – vor – rück. Bleibe im Wechsel dieser beiden Willensstimmungen und im Wechsel der Bewegungen.»[24]

Alice hat lange mit der Sympathie-Bewegung zu kämpfen; sie will ihr einfach nicht gelöst und ungezwungen gelingen. Sie fühlt sich bei dieser Gebärde ganz unwohl. Dafür gelingt ihr die Antipathie-Bewegung um so überzeugender: Stolz aufgerichtet, mit klarem Blick steht sie da.

Wir bemühen uns lange um die Bewegungsübergänge, die im Kontrast zur wachmachenden Ja-Nein-Übung fast ans Einschlafen erinnern. Eine große Ruhe geht von dieser Sympathie-Antipathie-Bewegung aus. Nicht das kräftige, tiefe Durchatmen ist das Ergebnis, sondern der ruhige, gemessene Gang der Zirkulation, der sich im weiteren der Gesamtverdauung mitteilt.[25]

Daß es Alice gelingt, die Bewegung mit innerer Stimmung zu durchdringen, zeigt unmittelbar, wie sehr sie mit ihrem Leib wieder verbunden ist. Doch wissen wir wohl, daß erst allmählich eine tragfähige Reaktion des Organismus bewirkt werden kann, also eine Spontanheilung nicht zu erwarten ist. Nach und nach stellt sich die Reaktion auch ein, unterstützt durch begleitende Vokalübungen. Denn es gesellen sich in den Therapiestunden die große I- und U-Übung, die große E- und A-Übung hinzu.[26]

Unsere sich nun täglich abwechselnden Übungskombinationen sehen folgendermaßen aus:

1. Tag: IAO mit Tempovariationen
I-Übung mit Temposteigerung der Armbewegungen
U-Übung, ebenfalls mit Temposteigerung der Armbewegungen
Sitzpause.
Ja – Nein mit Tempovariationen
Sympathie – Antipathie langsam
IAO abschließend, langsam.

2. Tag: IAO mit Tempovariationen
E-Übung, Abwärtsbewegung der Arme, langsam
A-Übung, Abwärtsbewegung der Arme, langsam
Sitzpause.
Ja – Nein mit Tempovariationen
Sympathie – Antipathie langsam
IAO abschließend, langsam.

3. Tag: wie 1. Tag

4. Tag: wie 2. Tag

usw.

Die «seelischen Übungen» und die klassischen Vokalübungen – sowohl mit langsamen als auch anschließend mit schneller werdenden und mit unterschiedlich schnellen Bewegungen ausgeführt – schaffen in Alice und um sie herum ein «Fluidum»,[27] das es ihr möglich macht, sich von ihrer früheren Erstarrung zu verabschieden. Sie wird zusehends runder, frischer, größer und selbstbewußter. Ihr permanenter Stehzwang bei fast allen täglichen Verrichtungen verschwindet. Ihre Stimme beim Vokal-Tönen zu Beginn einer Übung hat sich von heller Kinderhöhe zu einer klangvoll-kräftigen Mädchenstimme gesenkt, die Alice ohne Scheu vor jeder Übung allein vorträgt. Ihre etwas sachliche Distanz behält sie zwar noch bei, doch diese bekommt jetzt einen mehr pubertären Charakter: Alice scheint kurz vor der Reife zu stehen. Ich selbst kann mich inzwischen ganz aus dem aktiven Mitmachen zurückziehen; ich stehe an der Seite und schaue zu. Ihre Souveränität hat mein direktes Eingreifen nicht mehr nötig. Kurze Hinweise hie und da, mehr bedarf es nicht. Es ist nun soweit: Strömendere, atmende, geschmeidig-kraftvolle Bewegungen zeigen den leiblichen Aufbau wieder an. Der Atem geht tief; eine stärkere Blutzirkulation und damit die Durchwärmung bis in die Hände und Füße sind das erfreuliche Ergebnis unserer gemeinsamen Arbeit.

Durch die gute Mitarbeit von Alice können wir Therapeuten, nach diesem zweiten Aufenthalt, auf einen Therapieverlauf mit verschiedenen Stadien zurückblicken. Wir erinnern uns zu Beginn an die ausgeprägte Tendenz zu Verlangsamung und Bewegungskontrolle durch die Vorstellung. Spontaneität und Frische haben in Alices Bewegungserleben ganz gefehlt. Statt Rhythmus war Präzision zu erkennen.

Jede der angewandten Therapien hat diesen Prozeß auf ihrem besonderen Gebiet vorwärtsgebracht: Musiktherapie, Maltherapie, Familientherapie, Einzelgespräche, die Pflege und alle Gemeinschaftsaktivitäten mit der Gruppe.

Heileurythmisch stellt sich der Verlauf so dar:

- Anregung des Stoffwechselsystems durch die Konsonanten-Sprung-Übungen und die E-Übung (beim ersten Aufenthalt)
- Belebung des rhythmischen Systems durch die seelischen Übungen und die klassischen Vokalübungen (beim zweiten Aufenthalt).

Für diese beiden Übungsteile war die rhythmische Bewegung das tragende Element. So konnte der Einbruch nach Alices erstem Aufenthalt auch keine so tiefgreifenden Auswirkungen auf ihren Organismus haben. Diese bereits angelegte Basis war Voraussetzung dafür, daß Alice bei ihrem zweiten Aufenthalt auf die seelischen Übungen reagieren konnte: Atmung und Zirkulation konnten von innen her erreicht und belebt werden, innere Geschmeidigkeit der Erstarrung entgegengesetzt werden.

Ein halbes Jahr später setzte bei Alice die Periode ein, und sie konnte sich in ihre schulische Umgebung wieder eingliedern. Ambulante Gesprächstherapie am Heimatort wurde weitergeführt. Einer Filmdokumentation stimmte sie zu, die klinikunabhängig vorgenommen und im Fernsehen ausgestrahlt wurde.

III: Bella

Alter: 14 ¾ Jahre
Krankheitsbeginn: ein halbes Jahr vor Aufnahme, Erstbehandlung
Aufenthaltsdauer: ca. 4 Monate
Behandlungsdauer: 5 und 4 Wochen mit einer Pause dazwischen.

Will ich Bella mit knappen Worten charakterisieren, so wie sie uns täglich auf dem Flur begegnet, könnte ich sie als zart, durchsichtig, scheu oder als ein Schatten ihrer selbst beschreiben. Sie wiegt 35,7 kg, ist 160 cm groß und ist seit einem halben Jahr magersüchtig. Doch mit dieser Charakterisierung würde ich ihr nicht gerecht werden, denn sie hat viele von uns überrascht. Blaß und scheu ist sie lange geblieben, doch hinter diesem äußeren Bild lebt ein feuriges Temperament und wartet darauf, in Erscheinung treten zu können. Langsam ist dies möglich geworden. Hin und wieder hat Bella Kostproben von ihrem Temperament gegeben. Sparsam. Und nun im Rückblick fügt sich das Bild Bellas so zusammen, daß sichtbar wird: Sowohl ein leiblich-ätherischer als auch ein seelisch-individueller Entwicklungsprozeß ist in Gang gekommen. Bella hat körperlich und hinsichtlich ihrer Lebenskräfte zugenommen und zugleich auch als individuelle Persönlichkeit gelernt, sich zu öffnen und tätig zu werden.

Was ist nun also mit Bella? Wie hat sie sich in der Heileurythmie bewegt? So gesehen, hat man vielschichtige Möglichkeiten, über gezielte Übungen eine Bewegungsdiagnose zu erstellen.

Bellas mittelgroße, knabenhaft-zarte Gestalt ist leicht nach vorn geneigt, der Blick zu Boden gerichtet. Bella tut sich schwer, dem anderen ruhig in die Augen zu blicken. Der Händedruck ist flüchtig ohne aktiven Druck. Kühl bis kalt sind die Hände. Sie ist wortkarg.

Aber sie begreift. Sie nimmt genau auf und verarbeitet in sich, was als Übungsaufgabe gestellt wird. Das tritt, wenn auch anfangs schwach, in ihren Bewegungen allmählich zutage. Ihre Mimik bleibt dabei unbewegt, scheinbar unberührt von dem, was innerlich vor sich geht. Ein kurzer Blick zwischendurch zu mir, als wolle sie sagen: Ich weiß schon, was du meinst. Ich probier's mal.

Viel Hülle hat sie nicht. Sie ist wirklich mager und dürr und hat kaum Polster. Die Lebenskräfte sind auf ein Minimum reduziert. Und so entsteht der Eindruck, daß der Kopf und das verhaltene Gefühl zunächst die «begreifenden» Werkzeuge sind, sie mit ihrem Leib jedoch noch viel Zeit brauchen wird, alters- und entwicklungsgemäße, rhythmische Bewegungen zu gestalten. Dabei ist Bella nicht ungeschickt, trotz eines Reitunfalls, durch den ihre Fußbewegung eingeschränkt ist.

Sie kommt dreimal pro Woche für eine halbe Stunde zu mir.

In der *ersten Epoche* arbeiten wir hauptsächlich an den Stabübungen, den Rhythmusschritten, dem dreiteiligen Schreiten und der IAO-Übung. Das gelingt Bella auch recht gut – auf der Ebene der rein mechanischen Bewegungen, wo es auf Geschicklichkeit ankommt.

Mehr gibt der Leib an Rhythmisierung noch nicht her. Und das ist auch nicht anders zu erwarten. Nach zwei bis drei Wochen haben wir etwa acht Behandlungen hinter uns. Danach ändern wir unser Übungsthema.

Zweite Epoche: «Rhythmisieren» der Bewegung soll das Thema sein und bleiben. Bellas Bewegung ist starr und mechanisch, entbehrt der grazilen Gelenkigkeit und Präzision, wie sie etwa Alice hat. Bella bringt eine andere Bewegungskonstitution mit. Sie ist drei Jahre älter als ihre Vorgängerin, ist daher auch reifer. Zudem ist eine verborgene, doch immer offensichtlicher werdende Begeisterung erkennbar. Diese «Mischung» verleiht auch ihrer Bewegung eine ganz andere Nuance.

Doch Bella hat es nicht leicht. Bis zum Schluß nicht. Das Rhythmisieren, unsere Hauptaufgabe, will lange nicht gelingen. Zu gleichbleibend-eintönig sind die Bewegungsphasen. Binden, Lösen, Verengen, Weiten, Beschleunigen, Verlangsamen – die Einförmigkeit dominiert hierbei. Doch Bella ringt. Und weil sie dazu fähig ist, tauchen hin und wieder belebtere Momente auf, bleiben Anregungen zur Bewegungsbelebung auch haften.

Die Wahl fällt dann auch hier auf die große E-Übung. Wir haben sie oben schon beschrieben: die Gliederung, die Komposition, die Zeiteinteilung; das Sprechen und das innere Nachhören, die enger werdenden gekreuzten Arme und der Wechsel zwischen Arm- und Beinbewegungen – all dies gehört zum Rhythmisierungsprozeß. Bei diesem Rhythmisieren und Geometrisieren wird die innere Wahrnehmung geschult. So kann man diesen Übungsteil auch mit *innerem Wahrnehmen* umschreiben, im Gegensatz zum *Wahrnehmen am Äußeren* der uns umgebenden Elemente etwa. Die Zeitgliederung gelingt Bella gut.

So steht dann als Motto über dem folgenden Übungskomplex: *das Äußere wahrnehmen in der Bewegung,* der Schritt also in die gestaltete Bewegungsdynamik als strukturiertem Widerstand, als wäßrige, luftige und feurige Bewegungsgestaltung. Das rhythmisierende Element, das Belebte in der Bewegung, erfährt mit den Elementen Gestaltung und Dynamik.

Wir sprechen über die Elemente. Sehen sie, spüren sie, fühlen sie. Dieses «Fühlen» des Elements nehmen wir hinein in unsere Bewegungen: Wie fühlt sich Luft an? Wie fühlt sich Wasser an? Wie bewege ich mich luftig, wäßrig, fest und feurig?

Interesse ist geweckt, Bellas Augen blitzen. Sie spricht plötzlich, denkt angeregt darüber nach, wie und wo sich diese Phänomene um uns herum offenbaren. Die Seele hat Nahrung bekommen. Sie erkennt die Zusammenhänge, hat innerlich Feuer gefangen – und siehe da, in der Bewegung beginnt Bella, mit den vier Elemente-Schritten Qualitätsunterschiede zu gestalten. Sie schließt die Augen, wenn sie ihre «Luft-Schritte» macht, als wolle sie sich mit ihrem spröden, kalten Leib leichter machen. Sie müht sich, möglichst leise, leicht und weich die Füße aufzusetzen. Es gelingt. Sie legt ihre ganze innere Kraft in einen festen «Erdschritt». Und wenn ihr unter den «nackten» Füßen der Boden «glühend heiß brennt», nimmt sie lange, springende Schritte quer durch den Raum. Sie fühlt es «heiß» von unten her und reagiert angemessen auf das Element, das von außen auf sie einwirkt. Das Wäßrige bleibt ihr noch fremd. Doch sie ist ganz bei der Sache. Man sieht es ihrem wacheren, offenen Mienenspiel an. Leben und Interesse als verhaltene Freude zeigen sich. Sie nickt bei neuen Anregungen zu den Übungen zustimmend und ist sofort bereit, das auszuprobieren.

Die Arbeit an den Konsonanten L, M, S und R[28] ist unsere weitere Aufgabe. Wir entdecken die Besonderheit einer strömenden M-Armbewegung. Wir charakterisieren sie mit dem Bild «die Welle fließt zum Strand, von dort fließt sie wieder meerwärts»: ein Kommen und Gehen von Wogen, die sich im Gegenstrom durchdringen. Bella erinnert sich an ihre Ferien am Mittelmeer, an einen sandigen Strand, wo sie das Kommen und Gehen von Wellen beobachtet hat. Ihr Gefühl schwingt mit, ihre Arme und Hände versuchen, dieses Strömen aufzunehmen. Der Weg in die Lautbewegung ist damit vollzogen.

Bellas Bemühung, dem wäßrigen Strömen durch ihre Armbewegungen Dynamik zu verleihen, steht zunächst die Sprödigkeit und Kälte ihrer Arme und Hände entgegen. Die L-Bewegung – eintauchen und schöpfen, aufsteigend weiten und lösen, wieder in die Schwere und Dichte hinuntertauchen – macht ihr aus diesem Grund ähnliche Schwierigkeiten. Beim L, dem «Wasserkreislauf», wo immer wieder Feuchtigkeit aufsteigt, Wolken sich bilden und Regen fällt, müssen die Hände den ständigen Verwandlungsvorgang jedesmal neu schaffen. Und so gelingt Bella die Bewegung allenfalls bis zu den Unterarmen; die Hände bleiben unsensibel für diesen Verwandlungsvorgang. Das Bild des Wasserkreislaufs einerseits und der dazu gesprochene L-Laut andererseits helfen Bella zur Eingliederung der Hände in den Bewegungsvorgang. Hin und wieder bekommt sie einen Hinweis, an Hände und Finger zu denken, die das «Gemälde», das wir entstehen lassen, vervollständigen. Dann lösen sich die Finger für kurze Zeit etwas aus ihrer Froststarre, tauen leicht auf, werden weicher – bis sie bald darauf wieder einfrieren. Der Schmelzvorgang hat immerhin begonnen.

Luft – Wind – Wirbel – R ist danach unser Thema. Was tut die Luft, der geblasene Luftstrom auf unserer Haut? Was tut der Wind mit den Blättern? Mit einem Papierfetzen auf dem Weg? «Blase doch einmal in deine geöffneten Hände», ermuntere ich Bella. «Spüre, wie sich dein Hauch als Luftstrom zwischen den Fingern anfühlt.» Wir tun es jedesmal wieder. Der Luftstrom wird eine sinnlich erfahrbare Tatsache, der Gegenstände mitreißen kann, der aber auch ganz zart nur durch die Finger streicht – oder draußen vor dem Fenster die Blätter zum Erzittern bringt. «R, R, R – hörst du es wirbeln?» Bella probiert. Ein leichter Kupferstab hilft ihr zuerst einmal, sich bei den symmetrischen Arm- und Handbewegungen zu orientieren. Ihre Arme kreisen in Rollbewegungen vorwärts. Rücken und Schultern hält sie steif wie ein Brett. Sie steht im offenen Vorwärtsschritt. – «Und jetzt versuche einmal selbst, wie ein leichter Lufthauch etwa, ein Windrad anzutreiben, erst langsam, dann rascher und temperamentvoller ...» Bella bewegt ihren Stab, sie bewegt ihn auch leicht. Ihre Arme sind leicht, bis auf die festen Schultern und den steifen Rücken. – «Jetzt probiere es einmal ohne Stab: Blase nochmal in deine Hände. Fühle den Lufthauch auf deiner Haut, wenn du die R-Bewegung machst. Spürst du die Luft? Nimm sie mit wie einen Schleier ...» Bellas Hände sind hilflos – sie suchen etwas –, spüren auch die Luft, doch können sie in ihrer Kälte und Starre kaum diese Bewegung aufnehmen. Auch hier bleiben sie ihr fremd im Bewegungsablauf. Der Rücken ist wie eine Felswand, gegen die der Wind bläst – und abprallt. Den wollen wir aber allmählich in die R-Bewegung mit einbeziehen, Beine, Knie und Füße ebenfalls – alles, was zur bewegten Gestalt gehört.

An der Wand hängt ein Bild, die «Flora» aus Pompeji. Wir schauen uns diese Gestalt an, die sich mit ihrer Rückseite präsentiert. Sie hat ihren Kopfschleier über den Rücken fallen lassen. Nun hängt er tief herunter. Unten wird ihr Gewand durch einen Windstoß um die

Beine nach hinten geweht. Sie pflückt Blumen, schreitet gelöst und leicht über eine Wiese. Ich frage: «Was würde wohl passieren, wenn sie sich ganz plötzlich umdrehen würde? Was geschieht dann mit ihrem herabgeglittenen Schleier?» Bella sagt: «Das Kleid weht mit.» Und überlegt weiter: «Der Schleier auch.» – «Also?» Sie sucht. «Ja – er bläht sich auf, fast wie ein Segel.» – «Und jetzt versuche einmal, im Rücken solch ein Tuch zu spüren, das vom Wind aufgewirbelt wird, wenn du die R-Bewegung über deinen Rücken hochführst.»[29]

Oft gibt Bella Anlaß zum Staunen, mit welcher Ernsthaftigkeit sie die Anregungen aufnimmt und umsetzt. Die Motive, die wir jeweils miteinander erarbeiten, vergißt sie selten; sie tauchen anderntags in der Bewegung wieder auf. Je mehr wir an den Feinheiten solch einer Übung arbeiten, desto wacher, präsenter und frischer wird sie. Nur ihre Hände ragen noch als Fremdkörper reglos steif und abgeknickt aus dem rollenden, luftigen Bewegungsstrom heraus.

So schaffen wir uns von Stunde zu Stunde langsam, aber stetig voran, das heißt, Bella müht sich, den spröden Leib durchzugestalten. Das Element «Luft» im Zusammenhang mit dem feurigen, dynamischen R-Wirbel bewirkt, daß sie rot im Gesicht wird, tiefer Atem holt sowie Kreislauf und Stoffwechsel angeregt werden. Ihr Organismus zeigt die ersten Lebensregungen, die Verdauung wird regelmäßiger.

Die Steigerung unserer Arbeit erfolgt nach einer Therapiepause von etwa vier Wochen; in dieser Zeit nimmt Bella mit der ganzen Jugendgruppe an einer Schauspiel-Epoche teil. Dort hat sie Gelegenheit, in einem anderen Metier ihre inneren Fähigkeiten unter Beweis zu stellen.

Sie kommt danach auf mich zu: «Darf ich wieder ...?»

Dritte Epoche: Der rote Faden ist schnell wieder angeknüpft. Unser Thema lautet nun: «Oben und Unten». Die Laute M und L bekommen jetzt «Beine», das heißt, sie erhalten ihren polaren Schwerpunkt in Form der Beinstellungen und -sprünge. Dadurch, daß die «Arm-Laute» mit den Beinbewegungen verknüpft werden, werden sie noch einmal auf eindrucksvolle Weise gesteigert; man kann sagen, sie werden satter, gehaltvoller und reifer. Das L mit X-Bein-Stand und -Sprung bleibt allerdings Bellas Prüfungsstück. Hier kämpft sie bis zum Schluß um die freie, sichere Haltung und die verwandelnde Kontinuität der Arme und Hände.

So arbeiten wir an der Überwindung der Schwere in den Beinen. Andererseits soll die L-Arm-Bewegung die verwandelnde Kontinuität dazu bilden. Nur mit Geistesgegenwart kann diese Verbindung gelingen. Manchmal kann Bella sich frei und souverän in der Mitte halten. Ihre Bewegungen binden und weiten sich dann im strömenden Wechsel. Unmotivierte Bewegungsbrüche werden seltener.

Dabei kommt es nicht darauf an, daß solch ein Schritt möglichst rasch und perfekt vollzogen wird. Solch ein «Schnellkurs» wäre nie von Dauer. Vielmehr ist es wichtig, an diesem Aufbauprozeß in Ruhe zu arbeiten. Das Wiederholen in Ruhe – eventuell auch das Alleinüben – schafft erst im Lauf der Zeit die Verinnerlichung und Vertiefung, die das notwendige Fundament für ein neues Lebensgefühl ist. Das Üben hat immer zum Ziel, Fähigkeit zu werden.[30]

Nicht von ungefähr schafft Bella in der Schlußphase ihrer Therapie ihren «Freiflug» besonderer Art: Ihre Lieblingsübung wird die beschriebene S-Übung. Das ist ein Bewegungselement, das zum einen durch starke Formkraft lebt, zum anderen mit innerem Feuer gemacht wird. Bella ist ganz in «ihrem» Element. Sie befeuert sich buchstäblich selbst. In dieser Übung hat sie beides: feurige Dynamik und Formkraft in der Armbewegung, gebunden an den nötigen Schwerpunkt der Beine in Stand und Sprung. Diese Kraft, die sie dabei entfaltet, verpufft nicht nach außen; sie wird gehalten im Leib, im Stoffwechsel.[31]

Bella hat mit dieser Übung ihren Weg in die ätherische Gestaltungskraft gefunden; anders als beim R ist diese Kraft jetzt «gebändigtes Feuer». Die Übung gibt ihr auch ein Mittel an die Hand, mit Feuer ihren sonst spröden, trockenen und zur Kälte neigenden Leib zu durchdringen. Erhobenen Hauptes, sicher auf dem nicht einfachen O-Bein-Zehenstand hüpfend, vollführt sie S-Armbewegungen von beachtlicher Kraft. Ihre Backen glühen, ihre Augen blicken wach. So kämpft sie wie ein Ritter hoch zu Roß mit ihrem Schwert.

Bella läßt sich nach diesem Glanzstück, rot-glühend und lachend, auf einen Stuhl fallen. Wir klatschen Beifall, die zuschauende Praktikantin und ich. Bella atmet tief, ihr Brustkorb hebt und senkt sich. Sie hat eine Leistung vollbracht, die ihren Niederschlag in einer gesunden Durchwärmung bis in die Gesichtsfarbe, in Hände und Füße gefunden hat. Ihr Herz pocht. Das gesunde Leben hat von ihr wieder Besitz ergriffen. Strahlend verabschiedet sie sich mit festem, warmem

Händedruck: «Danke! Das hat mir alles so gut gefallen. Das hat mir sehr geholfen – ich habe viel gelernt!»

Bei ihrem inneren Mitschwingen und ihrer Begeisterungsfähigkeit war es nicht nötig – wie zuvor bei Alice –, auf die seelischen Übungen einzugehen. Der Schwerpunkt der Behandlung lag daher bei Bella ausschließlich auf den Stoffwechselübungen und der klassischen E-Übung. Indem der Stoffwechsel wieder in Gang gebracht werden konnte, war es auch gelungen, die Hände und Füße gut zu durchwärmen. Bellas Periode stellte sich nach Entlassung wieder ein. Mit einem Gewicht von 43,9 kg konnte sie nach vier Monaten entlassen werden.

Bella kam nach einigen Monaten nochmals zum abschließenden familientherapeutischen Gespräch. Sie war fassungslos, daß keiner sie erkannte – so positiv hatte sie sich gewandelt. Der Schritt ins Leben ist ihr gelungen.

IX

Im Erleben und Nachvollzug dieser beiden Fallbeispiele von Alice und Bella kann wahrgenommen werden, wie sich einerseits der Stoffwechsel – wie Rudolf Steiner ihn im vorangestellten Zitat bezeichnet – als «Ausdruck des Willensmäßigen» im Menschen zurückzieht und sich gewissermaßen weigert, die verläßliche Lebensbasis für die weitere Entwicklung der Jugendlichen zu werden; andererseits können wir erleben, wie wichtig das Rhythmische als verbindende Brücke zwischen «Intellektentwicklung» und «Willensentwicklung», zwischen Abbau und Aufbau ist.

Die Jugendlichen in ihrer empfindenden Mitte anzusprechen, so daß Atmung und Zirkulation wieder Ausdruck eines rhythmischen Prozesses werden können, ist die eine Aufgabe der Heileurythmie. Die andere ist es, den Rhythmus über das Bewegungssystem direkt wieder in den unrhythmisch gewordenen Stoffwechsel zu tragen. Gerade das Bewegungssystem bringt die Voraussetzung mit, diesen Stoffwechsel überhaupt noch zu erreichen.

Durch die vielgestaltigen Übungen, die eine große Lebendigkeit in ihrer Zusammenstellung zeigen sollen, wird es den Jugendlichen möglich gemacht, am Aufbau ihres Stoffwechsels mitzuwirken.

Aber auch Geduld, Phantasie und Humor gehören zu einer gelungenen Therapiestunde. Darin stellt der heileurythmische Laut das gemeinsame Vehikel dar, von dem auch Anregung und Inspiration ausgehen.

Aus Lebensüberdruß kann hier Lebensfreude erwachsen – es besteht die Chance, daß die Jugendlichen selbst über die Heileurythmie das Fenster zum Leben wieder ein Stück weit aufstoßen.

Anmerkungen

1 Rudolf Steiner, *Heileurythmie*, Gesamtausgabe Bibl.-Nr. (= GA) 315, Dornach ^{3}1966, 2. Vortrag, S. 47f.

2 Sammy Molcho, *Körpersprache*, München 1983.

3 Siehe z.B. Otti Kempl und Rolf Ratgeber, *Gesundheitssport. Das richtige Programm für Ihre Fitness,* Rowohlt; Hans J. Schulke und Uwe Fietze, *Sport – Ernährung – Gesundheit,* Edition Sport und Wissenschaft, Meyer und Meyer Verlag.

4 Siehe Rudolf Steiner, *Heileurythmie*, 2. Vortrag, S. 31.

5 Siehe Margarethe Kirchner-Bockholt, *Grundelemente der Heileurythmie*, Dornach 1962, S. 179.

6 Siehe Rudolf Steiner, *Heileurythmie*, 2. Vortrag, S. 21ff.

7 Ebd., 2. Vortrag, S. 30ff., und 3. Vortrag, S. 45ff.

8 Ebd., 1. Vortrag, S. 19f.

9 Ebd., 1. Vortrag, S. 14ff.

10 Ebd., 2. Vortrag, S. 25ff., und 8. Vortrag, S. 109.

11 Ebd., 4. Vortrag, S. 58.

12 Ebd., 2. Vortrag, S. 30.

13 Rudolf Steiner, *Entwürfe zu den Eurythmiefiguren,* Dornach ^{2}1984, Figur M.

14 Ebd., Figur L.

15 Ebd., Figur S.

16 Ebd., Figur R.

17 Rudolf Steiner, *Heileurythmie*, 4. Vortrag, S. 59.

18 Rudolf Steiner, *Entwürfe zu den Eurythmiefiguren,* Figur B, und Rudolf Steiner, *Heileurythmie*, 4. Vortrag, S. 50f.

19 Siehe Lory Meyer-Smits, *Entstehung und Entwicklung der Eurythmie*, Dornach 1965, S. 30ff.

20 Rudolf Steiner, *Heileurythmie*, 5. Vortrag, S. 67.

21 Ebd., S. 61ff.

22 Ebd.

23 Ebd.

24 Ebd.

25 Ebd.

26 Ebd., 2. Vortrag, S. 22ff.

27 Ebd., 2. Vortrag, S. 22ff., und 5. Vortrag, S. 61ff.

28 Siehe Margarethe Kirchner-Bockholt, *Grundelemente der Heileurythmie*, S. 179, und Rudolf Steiner, *Heileurythmie*, 4. Vortrag, S. 52ff.

29 Rudolf Steiner, *Entwürfe zu den Eurythmiefiguren*, Figur R.

30 Rudolf Steiner, *Heileurythmie*, 8. Vortrag, S. 113.

31 Rudolf Steiner, *Entwürfe zu den Eurythmiefiguren*, Figur S, und Rudolf Steiner, *Heileurythmie*, 4. Vortrag, S. 52.

Aphorismus 6: Freiheit

Und das ist das Schöne am Leben. Freiheit ist Leben. Sich das Leben in Freiheit zu gestalten. Sich das nehmen, was einem gefällt, das zu lassen, was einem mißfällt. Ich habe mein Leben bekommen, ein Geschenk, mit dem ich machen kann, was ich will. Ein Instrument, das ich führen kann nach meiner Lust, nach meiner Freiheit. Etwas, das ich durch meinen Willen machen kann ohne andere Menschen, die vorgeben. Etwas, das ich für mich alleine machen kann, das ich, mein Ich, drehen kann wie ich es will. Ich habe eine Macht bekommen, die ich zügeln und lassen kann.

Freiheit, was für ein Gefühl! Ein Lebensrausch! Ein Erlebnis, ein Gefühl, das atmen läßt. Eine Freiheit, die ich lenken kann. Das ist ein zentraler Punkt meiner Magersucht. Ich habe meinen Herrn und Reiter anderen überlassen, die mich dann geformt haben. Ich forme mich. Ich atme mich. Ich mache mit mir Freiheit-Leben.

Ein großartiges Geschenk, das mir gegeben wurde, für das ich, ich auserwählt bin, es zu leben und zu genießen. Es nach meinem Wunsch zu gestalten, es nach meinem Willen zu machen. Ich habe diese Gabe mitbekommen. Ich habe ein Leben geschenkt bekommen, damit ich die Verantwortung trage, damit ich es lebe, so wie ich es will. Ich bin dazu geboren, Freiheit zu empfinden und zu erleben. Buchstäblich zu erleben. Ein Abenteuer. Es ist etwas unbeschreiblich Interessantes. Etwas, das erforscht und erkannt und gelebt werden möchte. Ich nehme mir die Freiheit, mich zu leben.

Martin Schäfer

Katamnestische Untersuchung zur Anorexia nervosa

1. Einleitung

In den vorangehenden Beiträgen ist die Behandlung der Magersucht* in der Filderklinik von verschiedenen Seiten ausführlich beschrieben worden. Was theoretisch als Konzept überzeugen mag, muß sich praktisch bewähren. Aber wie läßt sich der Behandlungserfolg bei einer so komplexen, langwierigen Erkrankung überprüfen? Eine jahrelange Erfahrung befähigt den Therapeuten zwar zu prognostischen Einschätzungen im Einzelfall, dagegen sind globale Aussagen über Langzeitverläufe mangels geeigneter Rückmeldungen meist nicht möglich.

Somit lag eine persönliche Nachuntersuchung bei allen ehemaligen Patienten, die in den letzten zwölf Jahren wegen einer Magersucht stationär in der Filderklinik behandelt worden sind, nahe. Karl-Heinz Ruckgaber erwähnt bereits einleitend die psychologische Diplomarbeit von Frau Solveig Schmitz (1989). Sie hatte den ersten achtzehn in der Filderklinik stationär behandelten magersüchtigen Patienten Fragebögen zugesandt und von fünfzehn verwertbare Antworten erhalten. Nach Auswertung der Fragebögen nach allgemein anerkannten Kriterien stufte sie zehn Teilnehmer (67 %) als geheilt, drei (20 %) als gebessert und zwei (13 %) als chronisch krank ein.

Im Hinblick auf die inzwischen deutlich gestiegene Anzahl von behandelten Patienten erschien eine Wiederholung der Befragung erforderlich. Da der Aussagewert von schriftlichen Befragungen insbesondere bei Erkrankungen mit hoher Verleugnungstendenz – was für die Magersucht zutrifft – begrenzt ist, legten wir besonderen Wert auf eine persönliche Nachuntersuchung. Diese hatte zum Ziel,

* «Anorexia nervosa», «Anorexie» und «Magersucht» werden im folgenden synonym gebraucht. Die ehemaligen Patientinnen und Patienten werden zur Vereinfachung der Schreibweise mit den übergeordneten Begriffen «Patient» oder «Proband» bezeichnet.

den aktuellen Gesundheitszustand aller ehemaligen Patienten, die mit der Diagnose Magersucht im Zeitraum von 1983 bis 1994 stationär behandelt worden sind, zu ermitteln. Dabei wurden nicht nur das aktuelle Gewicht, der Menstruationsstatus und das Eßverhalten erfaßt, sondern auch Aspekte der beruflichen und sozialen Anpassung untersucht und das Eigenerleben erfragt.

Ergebnisse der Verlaufsforschung bei Anorexia nervosa

Bei zunehmender Relevanz der Eßstörungen im Bereich der stationären Psychosomatik ist eine wachsende Zahl publizierter Studien zum Langzeitverlauf der Anorexia nervosa zu verzeichnen. Wurden im Zeitraum von 1930 bis 1980 ca. 70 Verlaufsstudien in englischer, französischer und deutscher Sprache publiziert, so waren es in den Jahren von 1980 bis 1989 bereits mindestens 65 (Vandereycken et al. 1992).

Die Formulierung von Erfolgskriterien setzt ätiologische Grundannahmen voraus. So fragen Psychoanalytiker, die die Ursachen der Anorexia nervosa in «tieferen» psychischen Schichten suchen, nach der Lösung unbewußter Konflikte, während sich Familientherapeuten für die Neuorganisation des Systems Familie interessieren. Verhaltenstherapeuten dagegen lenken ihren Blick auf die Korrektur von dysfunktionalen Denkschemata und daraus resultierenden Verhaltensänderungen.

Dagegen läßt eine isolierte Betrachtung von Gewicht, Menstruation und Eßverhalten diese Gesichtspunkte unberücksichtigt. Um dennoch den verschiedenen Therapierichtungen gerecht zu werden, hat sich in der Erfolgsbeurteilung der Behandlung der Anorexia nervosa als Kompromiß eine mehrdimensionale Verlaufsbeschreibung etabliert, die neben der Beurteilung der Kernsymptome Gewichtsverlust, Amenorrhoe (fehlende Menstruation) und pathologisches Eßverhalten den aktuellen psychiatrischen Status beschreibt sowie auf verschiedene Aspekte der familiären und sozialen Reintegration eingeht.

Ein allgemein anerkanntes und in nahezu allen neueren Studien verwendetes Erfolgsmaß ist der «General Outcome Score» nach Morgan und Russell (1975). Er berücksichtigt lediglich das aktuelle Gewicht und den Menstruationsstatus und differenziert den Heilerfolg in die drei Kategorien «gut», «mittelmäßig» und «schlecht». Nach Morgan und Hayward (1988) korrelieren diese Zuordnungen stark mit psychosozialen Variablen.

Der Heilerfolg ist zum Zeitpunkt der Nachuntersuchung:

gut	wenn das Körpergewicht 85 – 115 % des Idealgewichtes beträgt *und* eine regelmäßige Menstruation vorliegt
mittelmäßig	wenn das Körpergewicht 85 – 115 % des Idealgewichtes beträgt *oder* eine regelmäßige Menstruation vorliegt
schlecht	wenn das Körpergewicht außerhalb von 85 – 115 % des Idealgewichtes liegt *und* die Menstruation fehlt.

Einen zusammenfassenden Überblick über die Ergebnisse bisheriger Katamnesestudien* vermittelt die folgende Zusammenschau von sechs Literaturübersichtsarbeiten aus den Jahren 1980 – 1992. Summarisch umfassen die Arbeiten insgesamt 132 Katamnesestudien, die absolute Studienanzahl liegt jedoch durch Mehrfachberücksichtigung nur bei 79.

Tabelle 1 faßt die Ergebnisse der Literaturübersichten zusammen. Im Gesamtüberblick haben einen guten Heilerfolg etwa 40 – 50 %. Einen mittelmäßigen Heilerfolg haben 20 – 30 % und ein schlechtes Ergebnis 15 – 25 %. Aus der ersten Übersicht von Hsu (1980) liegen nur Angaben über die Normalisierung von Gewicht und Menstruation vor. Diese normalisieren sich im Gesamtüberblick bei jeweils 50 – 60 % der Patienten.

* Als Katamnese bezeichnet man den Bericht über eine Krankheit nach deren Beendigung und die weitere Beobachtung des Patienten.

Tabelle 1: Globale Ergebnisse in den Literaturübersichtsarbeiten								
	Studienanzahl	Zeitraum	Gewichtsnormal. %	Menstr.-normal. %	General Outcome Score gut %	mittel %	schlecht %	verstorben %
Hsu (1980)	16	54-78	41-81	50-75				0-19
Hsu (1988)	5	75-84	50-60	47-58	36-58	19-36	19-30	0-5
Steinhausen und Glanville (1983)	45	53-81	50-70	50-70			ca. 20	
Steinhausen et al. (1991)	23	81-89	59	55	ca. 50	ca. 30	ca. 20	0-18
Herzog et al. (1988)	33	54-86	22-79	38-95	25-58	19-42	19-22	0-22
Herzog et al. (1992)	8	79-91			32-58	9-36	11-30	0-15
Summe	129							
Mittel			50-60	50-60	40-50	20-30	15-25	0-22

Andere Autoren geben Ergebnisse im selben Größenbereich an. Herpertz-Dahlmann und Remschmidt (1994) berichten in ihrer Übersichtsarbeit von guten Verläufen in ca. 40 % sowie von mittelmäßigen und schlechten Verläufen in jeweils 25 – 30 % der Fälle. Die Letalität (Sterblichkeit) geben sie mit einer Rate von 3 – 20 % an.

Mit zunehmender Katamnesedauer wird ein Anstieg der prozentualen Letalitätsraten beobachtet (Deter und Herzog 1994). Während sie bei Studien mit durchschnittlichen Katamneseintervallen von fünf bis acht Jahren unter 5 % liegen, geben Theander (1985) nach 33 Jahren 18 % und Russell (1992) nach 20 Jahren 15 % an. Als Anhaltspunkt liegt nach Herzog et al. (1992) die Sterberate bei Magersüchtigen in der Größenordnung von 0,5 bis 1 % pro Beobachtungsjahr.

2. *Methodik*

Identifizierung und Beschreibung der Studienteilnehmer

In den gesammelten Entlassungsbriefen aller Patienten, die seit Bestehen der psychosomatischen Kinder- und Jugendabteilung der Filderklinik wegen einer Eßstörung behandelt worden sind, fanden sich insgesamt 85 Patienten mit der Diagnose Anorexia nervosa. Bei diesen Patienten wurde retrospektiv die Gültigkeit der früher gestellten Diagnose anhand der allgemein anerkannten diagnostischen Kriterien nach DSM III-R überprüft (Tabelle 2). Hierbei konnte die Diagnose bei drei Patienten nicht aufrechterhalten werden. Bei diesen stand die anorektische Symptomatik jeweils im Zusammenhang mit einer endogenen Depression, einer Bulimarexia nervosa und einer kindlichen Eßstörung unklarer Genese ohne Körperschemastörung.

Tabelle 2: Kriterien nach DSM III-R
1. Absichtlicher Gewichtsverlust auf ein Gewicht von 15 % oder mehr unter der Norm
2. Starke Angst vor Gewichtszunahme oder Angst vor dem Dickwerden, obgleich Untergewicht besteht
3. Störung der eigenen Körperwahrnehmung hinsichtlich Gewicht, Größe und Form
4. Bei Frauen Aussetzen von mindestens drei aufeinanderfolgenden Menstrukaionszyklen (primäre oder sekundäre Amenorrhoe)

Drei weitere Patienten wurden aus der Stichprobe ausgeschlossen, da es bei ihnen wegen frühzeitigen Abbruchs der Behandlung (nach 4, 12 und 22 Tagen) nicht zu wesentlichen therapeutischen Maßnahmen gekommen war. Letztlich erfüllten insgesamt 79 Patienten, die im Zeitraum von 1983 bis 1994 mit der Diagnose Anorexia nervosa stationär behandelt wurden, die Aufnahmekriterien für die katamnestische Untersuchung.

Alter bei Beginn der Erkrankung und bei der stationären Aufnahme: Das durchschnittliche Alter bei Beginn der Anorexia nervosa lag bei 14 Jahren und 4 Monaten. Zum Zeitpunkt der stationären Aufnahme

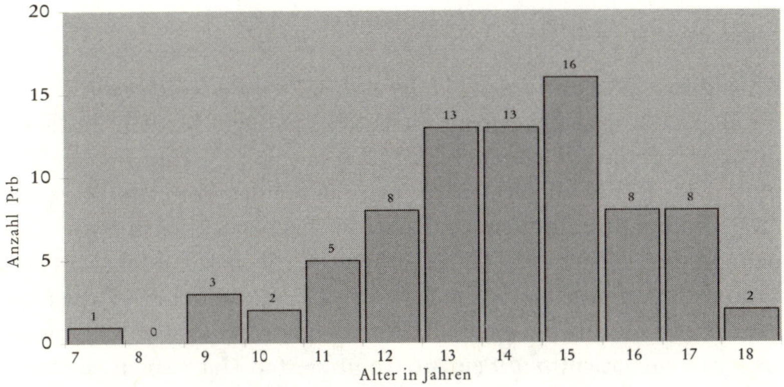

Abb. 1: Altersverteilung der Patienten bei Ausbruch der Anorexia nervosa

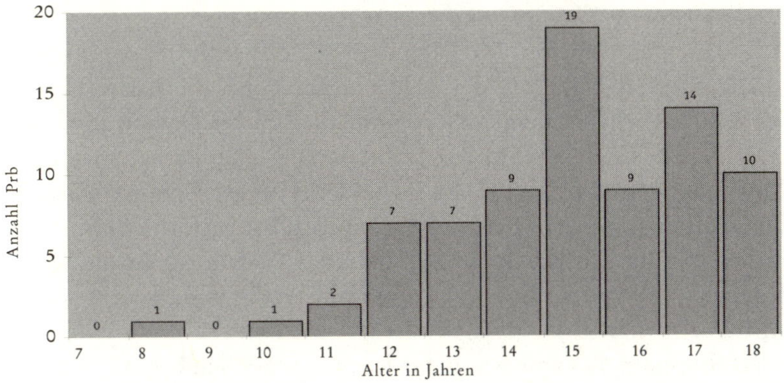

Abb. 2: Altersverteilung der Patienten bei Aufnahme in die Filderklinik

lag das durchschnittliche Alter bei 15 Jahren und 6 Monaten. Demnach vergingen bis zur Aufnahme in der Filderklinik durchschnittlich 14 Monate. Abbildungen 1 und 2 zeigen die Verteilung Altersjahrgänge bei Beginn der Erkrankung und bei der stationären Aufnahme.

Aufnahmegewicht, Geschlecht und Menstruation:
Das Aufnahmegewicht betrug im Mittel 35,2 kg (Median 36 kg). Dies entspricht einer mittleren prozentualen Abweichung vom Idealgewicht von 32,3 % (Median 33,6 %). Es befand sich nur ein männlicher Proband (1,3 %) in der Ausgangsstichprobe. Alle weiblichen Probanden (n = 78) waren zum Zeitpunkt der stationären Aufnahme ohne Menstruation.

Behandlungsdauer und Anzahl der stationären Behandlungen:
Die Behandlungsdauer betrug im Mittel 107 Tage (Median 99 Tage) mit einer Streubreite von 36 bis 243 Tagen (n = 77). Um eine Verfälschung des Bildes zu vermeiden, wurden bei der Mittelwertberechnung und der Streubreitenangabe die beiden verstorbenen Patienten nicht mitberücksichtigt (10 Tage bzw. 30 Monate). Mehr als *ein* stationärer Aufenthalt erfolgte bei 6 von 79 Patienten. Bei 4 Patienten war ein zweiter und bei einem Patienten ein dritter Aufenthalt erforderlich. Eine Patientin mit einer chronifizierten Magersucht verstarb nach ihrem zehnten stationären Aufenthalt.

Medikamentöse Therapie und äußere Anwendungen:
Alle Patienten erhielten Medikamente aus der anthroposophischen Medizin zur Behandlung der Magersucht, wobei die Auswahl von der jeweils vorherrschenden Symptomatik und der Konstitution des Patienten abhängig war. Ebenso erfolgten bei allen Patienten äußere Anwendungen wie Wickel, Bäder und rhythmische Einreibungen. Zur Vorbeugung und Behandlung einer Obstipation wurde allen Patienten zum Frühstück ein faserreiches «Verdauungsmüsli» angebotenen. Nur vereinzelt war darüber hinaus die Gabe von Abführmitteln erforderlich.

Psychopharmaka wurden in der Regel nur zeitlich begrenzt in der Eingangsphase der Behandlung gegeben. Insgesamt erhielten 43 (54,4 %) von 79 Patienten psychotrope Medikamente. Bei Entlassung nahmen noch 5 Patienten ein Psychopharmakon.

Künstlerische Therapien:
Bis auf eine Patientin, die am zehnten Behandlungstag akut verstarb, nahmen alle weiteren Patienten (n = 78) während ihres Aufenthaltes an mindestens drei verschiedenen künstlerischen Therapien teil. Bei 46 Patienten wurde die Kombination Malen, Musik und Heileurythmie verordnet. Darüber hinaus kamen in Kombination mit Malen, Musik oder Heileurythmie die Bothmer-Gymnastik bei 22 und die therapeutische Sprachgestaltung bei 10 Patienten zur Anwendung.

Psychotherapie:
Bei allen Patienten erfolgte eine Einzelgesprächstherapie durch den ärztlichen Therapeuten, jeweils ein- bis zweimal wöchentlich. Die systemische Familientherapie, die durch Jürgen Weik seit 1991 in das Behandlungskonzept integriert ist, kam bei 17 (21,5%) Patienten zum Einsatz.

Katamnestische Untersuchung

Untersuchungsinstrument:
Das zentrale Untersuchungsinstrument war ein halbstrukturiertes Interview zum Langzeitverlauf der Magersucht, modifiziert nach einer Fassung von Wewetzer (1990) und Wienand (1991). Der Katalog enthält neben Fragen zu Gewicht, Eßverhalten und Menstruation auch Fragen zur sozialen und beruflichen Anpassung. Im einzelnen enthält das Interview Fragenkomplexe zu

- körperlichen und seelischen Erkrankungen und zu Art und Häufigkeit ambulanter und stationärer Behandlungen im Katamneseintervall
- der aktuellen Magersuchtsymptomatik
- der familiären Lebenssituation
- schulischem und beruflichem Werdegang und Erfolg
- außerfamiliären Kontakten
- der aktuellen psychischen Verfassung
- Familienstatus und Partnerschaft
- der Einstellung zu Sexualität und Erlebnisfähigkeit
- Kindern, Kinderwunsch.

Patienten, die nicht zur persönlichen Nachuntersuchung erscheinen konnten, erhielten eine schriftliche Abwandlung des Interviews in Form eines Fragebogens. Die Inhalte der Fragenkomplexe blieben dabei im wesentlichen erhalten.

Gewichtskriterien:
Sowohl für die Aufnahme- und Entlassungsgewichte als auch für die Körpergewichte zum Katamnesezeitpunkt erfolgte die Berechnung des Idealgewichtes bis zum Alter von 17 Jahren nach der Referenz-

tabelle von Schlaf und Pudel (1983). Das Idealgewicht für Frauen im Alter von 18 bis 20 Jahren errechnet sich nach der Broca-Formel Körpergröße minus 100 minus 20 %, für Frauen über 20 Jahre Körpergröße minus 100 minus 15 % und für Männer über 17 Jahre Körpergröße minus 100 minus 10 %. Diese Berechnungsgrundlage basiert auf einer Empfehlung der Deutschen Gesellschaft für Ernährung.

Ausführung der Untersuchung:
Die Durchführung der Untersuchung gliederte sich in drei Abschnitte. Ein einleitendes freies Gespräch diente dem Aufbau eines persönlichen Kontaktes. Dabei stand der bisherige Werdegang seit der Entlassung aus der Filderklinik inhaltlich im Mittelpunkt. Gleichzeitig waren wesentliche Beobachtungen zur Erhebung eines psychopathologischen Befundes möglich. Anamnese und Befund wurden schriftlich fixiert. Anschließend erfolgte das halbstrukturierte Interview. Zuletzt wurden Größe und Gewicht (ohne Schuhe, in leichter Hauskleidung) gemessen.

3. Ergebnisse

Beschreibung der Katamnesestichprobe

Herkunft und Qualität der Informationen:
Auswertbare Informationen liegen von 70 (89 %) der insgesamt 79 Probanden der Gesamtstichprobe vor. Für die Auswertung unzureichende Angaben konnten von weiteren fünf erhoben werden. Jegliche Angaben fehlen von den verbleibenden vier Probanden (5 %), wobei zwei Probanden nicht ermittelbar waren und zwei weitere jede Auskunft verweigerten (Tabelle 3).

Tabelle 3: Herkunft der katamnestischen Informationen (n = 79)	
persönliches Interview	53 (67,0 %)
ausführliche schriftliche Angaben	14 (17,7 %)
ausführliche telefonische Angaben	1 (1,4 %)
verstorben	2 (2,5 %)
auswertbare Informationen der Katamnesestichprobe	70 (88,6 %)
unzureichende Informationen	5 (6,3 %)
gänzlich fehlende Informationen	4 (5,1 %)
nicht auswertbare Informationen der Verweigererstichprobe	9 (11,1 %)

Behandlung im Katamneseintervall:
Im Katamneseintervall wurden von den Probanden folgende Therapieformen in Anspruch genommen (Tabelle 4):

Tabelle 4: Behandlung im Katamneseintervall (n = 68)	
keine Therapie	5 (7,4 %)
nur ambulante Psychotherapie	47 (69,1 %)
ambulante und stationäre Psychotherapie	12 (17,6 %)
ambulante Psychotherapie und Rehabilitation	2 (2,9 %)
nur Rehabilitation	1 (1,5 %)
therapeutische Wohngemeinschaft	1 (1,5 %)

Die Dauer der ambulanten Psychotherapien bei den insgesamt 61 Patienten betrug im Mittel 15,8 Monate (Median 12 Monate). Die Dauer der stationären Therapien bei den insgesamt 12 Patienten betrug im Mittel 4,2 Monate (Median 4 Monate). Die Rehabilitationen bei insgesamt drei Patienten dauerten bis zur Nachuntersuchung 16, 28 und 28 Monate. Der Aufenthalt einer Patientin in einer therapeutischen Wohngemeinschaft betrug bis zur Nachuntersuchung 5 Monate.

Katamnesedauer:
Die angegebene Katamnesedauer errechnet sich aus dem Intervall vom Tag der letzten Entlassung aus der stationärer Behandlung in der Filderklinik bis zum Tag des Interviews bzw. bis zum Eingang des beantworteten Fragebogens. Die mittlere Katamnesezeit beträgt 4 Jahre und 7 Monate mit einer Streubreite von minimal 1 Jahr 9 Tage bis maximal 11 Jahre 18 Tage. Das durchschnittliche Alter zum Zeitpunkt der Katamnese liegt

in der vorliegenden Studie bei 20 Jahren und 1 Monat. Abbildung 3 gibt die Anzahl der Patienten verteilt auf die Katamneselängen an.

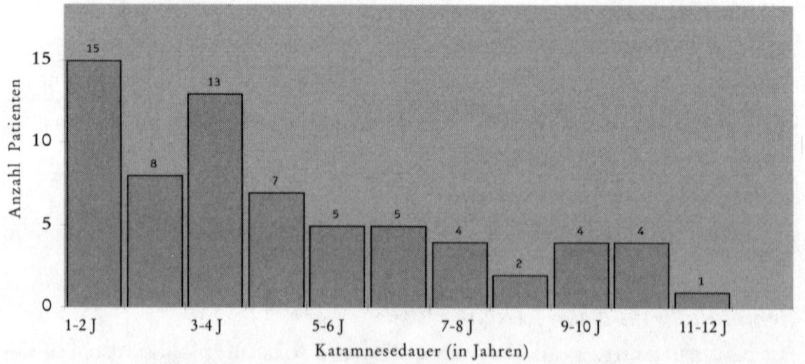

Abb. 3: Verteilung der Patienten in Abhängigkeit von der Katamnesedauer (n = 68)

Kernsymptomatik

Aktuelles Körpergewicht:
Das mittlere Gewicht lag zum Katamnesezeitpunkt bei 56,3 kg (Median 55,9 kg) bei einer durchschnittlichen Größe von 166 cm (Median 166 cm), die mittlere Abweichung vom Idealgewicht betrug –2 % (Median 4,1 %). Die folgende Abbildung 4 zeigt die Mittelwertentwicklung von Gewicht und prozentualer Abweichung vom Idealgewicht von der ersten stationären Aufnahme über die letzte Entlassung bis zum Zeitpunkt der Nachuntersuchung.

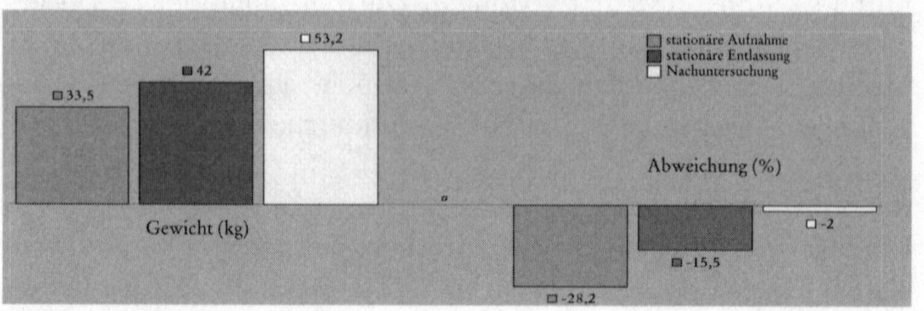

Abb. 4: Mittelwertentwicklung des Gewichts und der Abweichung des Körpergewichtes vom Idealgewicht vom Zeitpunkt der ersten stationären Aufnahme bis zur Nachuntersuchung

Menstruation:
Zum Katamnesezeitpunkt verteilten sich die Angaben zur Menstruation innerhalb der letzten sechs Monate wie folgt (Tabelle 5):

Tabelle 5: Angaben zur Menstruation (n = 67)		
regelmäßig zyklisch (ohne «Pille»)	17	(25 %)
unregelmäßig zyklisch	6	(8,8 %)
sporadisch (max. viermal jährlich)	3	(4,4 %)
fehlend	15	(22,1 %)
«Pille», vorher regelmäßiger Zyklus	13	(19,1 %)
«Pille», vorher unregelmäßiger Zyklus	1	(1,5 %)
«Pille», vorher fehlende Menstruation	10	(14,7 %)
präpubertär	2	(2,9 %)

Bei 23 (35,4 %) von 65 weiblichen pubertierten Probanden bestand zum Zeitpunkt der Nachuntersuchung ein zumindest unregelmäßiger Menstruationszyklus, bei weiteren 14 (21,5 %) war ein solcher der aktuellen oralen Kontrazeption vorausgegangen. Bei 18 (27,7 %) Probanden bestand keine oder nur eine sporadisch auftretende Menstruation. 10 Probanden nahmen die Pille, ohne vorher einen regelmäßigen Zyklus gehabt zu haben, so daß ihr Menstruationsstatus nicht abgeschätzt werden konnte.

Tabelle 6: Eßverhalten zum Katamnesezeitpunkt (n = 68)

	Fasten	anorekt. Eßverhalten	Erbrechen	Heißhungerattacken	Abführmittel
nicht aufgetreten	49 (72,1 %)	46 (67,6 %)	60 (88,2 %)	52 (76,5 %)	64 (94,1 %)
selten aufgetreten	9 (13,2 %)	9 (13,2 %)	0 (13,2 %)	9 (2,9 %)	2
weniger als in der Hälfte der Zeit	4 (5,9 %)	4 (5,9 %)	3 (4,4 %)	3 (4,4 %)	0
mehr als in der Hälfte der Zeit	4 (5,9 %)	6 (8,8 %)	5 (7,3 %)	4 (5,9 %)	2 (2,9 %)
unbekannt	2 (2,9 %)	3 (4,4 %)	0	0	0

Eßverhalten und weitere Symptome der Magersucht:
Bei der Nachuntersuchung wurde nach dem Vorhandensein der folgenden Symptome der Magersucht in den letzten sechs Monaten gefragt. Die Tabellen 6 (S. 141) und 7 zeigen das Ergebnis.

Bei den Angaben zum Eßverhalten fallen die im Verhältnis zu den globalen Heilungsraten zu günstigen Ergebnisse auf, sicherlich mitbedingt durch die bekannte Tendenz zur Krankheitsverleugnung bei Magersüchtigen. Mehr als zwei Drittel der Probanden geben an, nicht zu fasten, keine Heißhungerattacken zu haben und ohne jedes anorektisches Eßverhalten wie langsames Essen, Zerpflücken der Lebensmittel oder Meiden kalorienreicher Speisen zu sein. Erbrechen wird von nur 8 Probanden angegeben, obwohl nach der abschließenden Beurteilung 10 Probanden unter einer Bulimia nervosa leiden.

Tabelle 7: Weitere Symptome der Magersucht (n = 68)

	Obstipation	Hyperaktivität	übermäßige Leistungsorientier.	Übermäßiges Figurbewußtsein	Gesamtbeurteilung
nicht aufgetreten	48 (70,6 %)	54 (79,4 %)	45 (66,2 %)	33 (48,5 %)	37 (54,4 %)
selten aufgetreten	8 (11,8 %)	7 (10,3 %)	12 (17,6 %)	21 (30,9 %)	14 (20,6 %)
weniger als in der Hälfte der Zeit	8 (11,8 %)	3 (4,4 %)	1 (1,5 %)	4 (5,9 %)	6 (8,8 %)
mehr als in der Hälfte der Zeit	2 (2,9 %)	3 (4,4 %)	9 (13,2 %)	9 (13,2 %)	10 (14,7 %)
unbekannt	2 (2,9 %)	1 (1,5 %)	1 (1,5 %)	1 (1,5 %)	1 (1,5 %)

Zumindest zeitweise besteht nach persönlichen Angaben bei 18 (26,5 %) Probanden eine Obstipation, bei 13 (19,1 %) eine Hyperaktivität, bei 22 (32,6 %) Probanden eine übermäßige Leistungsorientierung und bei 34 (50 %) ein übermäßiges Figurbewußtsein. Die angegebene Gesamtbeurteilung bezieht sich auf die von den Probanden angegebenen Symptome und nicht auf den Eindruck des Untersuchers. Hiernach geben 37 (54,4 %) Probanden keinerlei Symptome einer Magersucht mehr an. Bei 20 (29,4 %) Probanden treten Symptome der Magersucht in weniger als der Hälfte der Zeit und bei 10 (14,7 %) Probanden in mehr als der Hälfte der Zeit auf. Dieses Ergebnis liegt in derselben Größenordnung wie das der abschließenden Gesamteinschätzung.

Psychischer Status:
Die zusammenfassende Beurteilung des psychischen Befundes basierte auf Fragen zu körperlicher Erscheinung, Psychomotorik, Kontaktfähigkeit, Selbstwertgefühl, kognitiven, affektiven und intentionalen Funktionen sowie Suizidalität. Zudem wurde nach weiteren psychischen Auffälligkeiten wie Süchte, Zwänge u.a. sowie nach vegetativen Störungen gefragt. Die Ergebnisse geben die Tabellen 8-10 wieder.

Tabelle 8: psychischer Befund (n = 68)				
	unauffällig	leicht auffällig	stark auffällig	nicht beurteilbar
körperliche Erscheinung	51 (75,0 %)	5 (7,4 %)	4 (5,9 %)	8 (11,8 %)
Psychomotorik	54 (79,4 %)	5 (7,4 %)	1 (1,5 %)	8 (11,8 %)
Kontaktfähigkeit	52 (76,5 %)	8 (11,8 %)	0	8 (11,8 %)
Selbstwertgefühl	41 (60,3 %)	17 (25,0 %)	4 (5,9 %)	6 (8,8 %)
kognitive Funktion	52 (76,5 %)	7 (10,3 %)	2 (2,9 %)	7 (10,3 %)
affektiver Bereich	32 (47,1 %)	18 (26,5 %)	12 (17,6 %)	6 (8,8 %)
intentionaler Bereich	50 (73,5 %)	7 (10,3 %)	2 (2,9 %)	9 (13,2 %)

Zur Suizidalität gaben 10 (14,7 %) Probanden an, regelmäßig suizidale Gedanken zu haben. Eine akute Suizidalität war zum Zeitpunkt der Nachuntersuchung bei keinem Probanden gegeben. Weiterhin bestehende vegetative Beschwerden wurden von 30 (44,1 %) Probanden angegeben (Tabelle 9).

Tabelle 9: vegetative Beschwerden (n = 68)		
keine Beschwerden	34	(50,0 %)
bestehende vegetative Störungen davon	30	(44,1 %)
Verdauungsbeschwerden	17	(25,0 %)
Kreislaufstörungen	13	(19,1 %)
Schlaflosigkeit	12	(17,6 %)
Müdigkeit, Kraftlosigkeit	8	(11,8 %)
nicht beurteilbar	4	(5,9 %)

Die folgende Gesamtbeurteilung stützt sich auf den zusammenfassenden Eindruck des Untersuchers (Tabelle 10):

Tabelle 10: psychischer Befund, Gesamtbeurteilung (n = 68)		
symptomfrei	37	(54,4%)
leichte Symptome	21	(30,9%)
deutliche Symptome	10	(14,7%)
ausgeprägte Symptome	0	

Letalität:
Während des Beobachtungszeitraumes sind zwei Patientinnen verstorben. Das entspricht einer prozentualen Gesamtletalitätsrate von 2,86 % bzw. einer auf das Katamnesejahr bezogenen Rate von 0,62 %. Andere Studien geben Sterberaten von 0,55 % bis 0,78 % pro Beobachtungsjahr an (Theander 1985).

Exkurs: Krankengeschichten der beiden verstorbenen Patientinnen

1. Fall

Die 15jährige T. hatte seit Oktober 1989 von einem Ausgangsgewicht von 47 kg aus unter zunehmender Essensverweigerung rapide an Gewicht verloren und wog bei der stationären Aufnahme im Februar 1990 noch 32,2 kg bei einer Körpergröße von 162 cm. Wenige Monate nach der ersten Menstruation setzte mit Beginn der Gewichtsabnahme eine sekundäre Amenorrhoe ein. Eine besondere Auslösesituation war weder der Patientin noch ihren Eltern erinnerlich. Diese beschrieben, T. sei zunehmend verschlossener geworden und habe sich für nichts mehr entscheiden können. Statt dessen habe sie ihre Hobbys Ballett und Wettkampfturnen immer exzessiver betrieben. Bis zur stationären Aufnahme besuchte T. mit guten Leistungen die 9. Klasse eines Gymnasiums. Zur stationären Aufnahme war es gekommen, nachdem T. die vom Hausarzt empfohlene Infusionsbehandlung abgelehnt hatte.

Anamnese:
Als mittleres von drei Kindern hatte T. zwei gesunde Brüder im Alter von 11 und 20 Jahren. Bis auf eine Hyperemesis (Schwangerschaftserbrechen) waren Schwangerschaft und Geburt komplikationslos verlaufen. Die psychomotorische Entwicklung war unauffällig mit freiem Gehen schon mit neun Monaten, normaler Sprachentwicklung und früher Sauberkeitsentwicklung. An weiteren Erkrankungen traten lediglich wiederholte Ohren- und Mandelentzündungen in der Vorgeschichte auf. Eine Cousine väterlicherseits war ebenfalls an einer Magersucht erkrankt.

Symptomatik:
Bei der Aufnahme zeigte T. auffällig eingefallene Gesichtszüge mit einer spitz wirkenden Nase. Sie hatte bläulich-livide kalte Extremitäten sowie eine vermehrte Lanugobehaarung auf trocken-schuppender Haut und litt unter ausgeprägtem Haarausfall. Es bestand ein verlangsamter Puls (37 bis 42/min.), ein erniedrigter Blutdruck (90/60 mm Hg) und eine Untertemperatur (35,2° C rectal). Die Blutwerte und Hirnströme (EEG) waren normal.

Psychisch wirkte T. sehr verschlossen. Hinweise für Wahrnehmungsstörungen oder inhaltliche Denkstörungen bestanden nicht. Die Stimmungslage war gedrückt. Der sprachliche Ausdruck war wortkarg und monoton. Wiederholt antwortete sie mit «ich weiß nicht» und mit «vielleicht».

Behandlung und Verlauf:
Wegen der ausgeprägt anorektischen Symptomatik wurde T. anfänglich über drei Tage mit Infusionen einer Zucker/Elektrolytlösung bei Bettruhe behandelt. Hierunter kam es zu einer anhaltenden Hebung

der Körpertemperatur auf 36° C und einer Steigerung der Pulsfrequenz auf Werte um 60/min. bei normalem Stuhlverhalten. Die Blutdruckwerte hielten sich bei 95/65 mmHg stabil. An äußeren Maßnahmen erhielt T. zur Mittagsruhe einen Schafgarben-Bauchwickel und abends eine Lavendelöl-Ganzkörpereinreibung. Zudem wurde eine neuroleptische Therapie begonnen. Hierunter wirkte T. psychisch weicher und zugänglicher. Das Eßverhalten war jedoch in der ersten Woche nicht positiv zu beeinflussen. T. nahm lediglich einige Bissen trockenes Brot und Wasser zu sich. Daher erhielt sie aufgrund einer weiteren Gewichtsabnahme auf 29,9 kg ab dem siebten Behandlungstag täglich kontinuierlich 1000 ml Sondennahrung entsprechend 1120 kcal. Anfänglich wurde die Sondenernährung gut vertragen. Am Abend des zehnten Behandlungstages kam T. jedoch unerwartet in einen Schockzustand, von dem sie sich trotz intensivmedizinischer Maßnahmen nicht mehr erholte. Sonografisch fanden sich Hinweise für das Vorliegen einer nekrotisierenden Enterocolitis (Absterben der Dickdarmwand). T. verstarb an einer dissiminierten intravasalen Gerinnung mit Verbrauchskoagulopathie (Versagen des Gerinnungssystems mit innerem Verbluten). Eine Obduktion fand nicht statt.

2. Fall

Bei der 15jährigen C. bestand zum Zeitpunkt der ersten stationären Aufnahme in die Filderklinik das Bild einer schweren Anorexia nervosa mit ausgeprägten Zwangssymptomen und einem krankheitsbedingten Wachstumsstillstand. Der Aufnahme waren bereits sechs weitere stationäre Behandlungen vorausgegangen. Die Erstdiagnose erfolgte 1980 in der Universitäts-Kinderklinik Freiburg. Aus dem Bericht ist zu entnehmen, daß die damals knapp 12jährige C. ca. drei Monate zuvor eine zunehmende Essensunlust entwickelt hatte, weiterhin aber gerne für andere kochte. Ansonsten sei sie eine strebsame Schülerin mit guten Leistungen gewesen.

Bei der ersten stationären Aufnahme in die Universitäts-Kinderklinik Freiburg wog C. 22,5 kg bei einer Körpergröße von 139 cm. Damals war eine Sondenernährung unter medikamentöser Ruhigstellung erfolgt, wodurch ein maximales Gewicht von 29,7 kg erreicht werden konnte. Erst im Laufe der folgenden Jahre entwickelte sich die ausgeprägte Zwangssymptomatik, mit der sie erstmals im Mai 1984 in der Filderklinik aufgenommen wurde. Aktueller Aufnahmegrund war eine erneute Schulunfähigkeit wegen körperlicher Schwäche. Bei einer Größe von 142 cm wog C. 25 kg. Bei depressiver Grundstimmung bestanden ausgeprägte Zwänge hinsichtlich ihrer Reinlichkeitsbedürfnisse, einhergehend mit wahnhaft gefärbten Schuldkomplexen.

Anamnese:
C. war das einzige Kind eines Sportartikelkaufmanns und einer Lehrerin. Beiden Eltern fehlte eine enge Beziehung zum Kind, was durch ihre berufliche Beanspruchung noch verstärkt wurde. Eine engere Bindung bestand lediglich zur Großmutter mütterlicherseits. Die Krankheit begann zeitgleich mit dem Wegzug von der Großmutter und dem Wechsel von der Grundschule ins Gymnasium. Davor war C. ein sportliches, kräftiges und mutiges Kind gewesen.

Schwangerschaft und Geburt waren normal. Nach anfänglichen Trinkschwierigkeiten verlief die psychomotorische Entwicklung zeitgerecht mit freiem Laufen im 12. Lebensmonat, früher Sprachentwicklung und abgeschlossener Sauberkeitsentwicklung mit zwei Jahren.

Symptome:
Bei der Aufnahme zeigte sich ein minderwüchsiges dunkelblondes Mädchen mit depressivem Gesichtsausdruck. Die Haut war trockenschuppend, die Hände waren zerschunden und rauh. Eine Menstruation fehlte. Der übrige körperliche Befund war unauffällig. Alle relevanten Blutwerte lagen im Normbereich. Auch die Hirnströme (EEG) waren ohne Hinweis auf eine Erkrankung des Nervensystems. Die Herzfrequenz lag um 60/min., der Blutdruck bei 80/50 mm Hg.

Psychisch fiel ein kleinkindhaftes anhängliches und zugleich mißtrauisches Verhalten auf. Das Denken war inhaltlich wahnhaft gefärbt mit Schuld- und Vergiftungsideen, die Stimmungslage gedrückt-depressiv. Im Handeln war C. von zwanghaften Reinigungsritualen bestimmt.

Behandlung und Verlauf:
Die bestehende Zwangssymptomatik beherrschte anfangs den Tagesablauf. Nach jedem Händeschütteln oder nach versehentlicher Be-

rührung der Türklinke mußten die Hände gewaschen werden. Die Nahrungszufuhr war C.s Vergiftungsängsten unterworfen. C. aß nur eine bestimmte Brotsorte mit Honig, die sie sich eingepackt von zu Hause mitbringen ließ. Medikamentös erhielt C. neben Mitteln aus der anthroposophischen Medizin ein bereits vor der Aufnahme eingenommenes Neuroleptikum (Promethazin) weiter. An äußeren Anwendungen erfolgten Schafgarben-Bauchwickel zur Mittagsruhe und abendliche durchwärmende Melissen-Ölbäder. An den verordneten künstlerischen Therapien Malen, Musik, Heileurythmie und therapeutische Sprachgestaltung nahm C. bereitwillig teil.

Unter zunehmender Lockerung der Zwangssymptomatik trat C. in eine weitgehende Regression mit ausgeprägt depressiver Symptomatik ein. Sie lag bewegungs- und interesselos im Bett und reagierte kaum noch auf Ansprache. C. verlangte Sondennahrung, die sie jedoch regelmäßig wieder erbrach. Erst unter einer zwölftägigen Infusionstherapie mit Zugabe von Antidepressiva (Clomipramin und Maprotilin) hellte sich ihre Stimmung wieder auf. Die antidepressive Medikation wurde danach in Tablettenform fortgesetzt. Während einer folgenden Beurlaubung trat erstmals ein maniformer Zustand auf, weshalb C. zusätzlich Lithium erhielt.

Unter diesen Maßnahmen stabilisierte sich der Gesamtzustand von C. so weit, daß sie nach insgesamt 7 Monaten mit ausgeglichener Stimmungslage und neuem Lebensmut in eine Pflegefamilie entlassen werden konnte. Unter Einnahme einer Säuglingsbreikost mit Zusatz einer Heilnahrung konnte C. ihr Gewicht bei 25 kg halten.

Im weiteren Verlauf wurden wiederholt erneute stationäre Behandlungen erforderlich, unter anderem nach einem Suizidversuch durch Einnahme einer hohen Dosis von Antidepressiva im Februar 1988. Immer wieder kam es zu schweren depressiven Episoden mit ausgeprägtem Morgentief, Grübeln und massiven Schlafstörungen.

Die Stimmung konnte täglich mehrfach von tiefster Verzweiflung mit Suizidgedanken bis zu Phasen ausgeglichener Stimmungslage wechseln. Verschiedene Kombinationen und Dosierungen von Antidepressiva erbrachten keine durchgreifende Besserung. C. litt auch weiterhin unter der bekannten Zwangssymptomatik mit ausgeprägtem Waschzwang sowie Vergiftungs- und Verschmutzungsideen, durch die das weiterhin auffällige Ernährungsverhalten mit zunehmender Reduktion auf selbstbereitete Babynahrung bedingt war.

Während ihres zehnten und letzten Aufenthaltes in der Filderklinik von Februar bis März 1993 kam es bei einem Körpergewicht von 17,4 kg unerwartet zu wiederholten generalisierten tonisch-klonischen cerebralen Krampfanfällen. Diese wurden durch computertomographisch nachgewiesene multiple Blutungen im Bereich der rechten Gehirnhälfte ausgelöst.

C. erholte sich schnell von diesem Ereignis, ohne daß neurologische Ausfallserscheinungen verblieben. Sie zeigte seither eine bemerkenswerte Verbesserung aller früheren psychopathologischen Erscheinungen und konnte in ausgeglichenem psychischen Zustand mit einem Körpergewicht von 18 kg entlassen werden.

Kurze Zeit später verstarb C. nach der Einnahme einer Überdosis verschiedener Psychopharmaka in suizidaler Absicht.

Mit fixiertem Rundrücken und eingefallenen Schultern sowie frühzeitiger Vergreisung wirkte C. in ihrem letzten Lebensjahr extrem vorgealtert. Ihr Krankheitsverlauf hinterließ bei den Therapeuten den Eindruck einer kurzschlußartigen Entwicklung vom präpubertären Kindsein zur vorzeitigen Alterssklerose bis hin zum Schlaganfall.

Berufliche und psychosoziale Anpassung

Ausbildung und Beruf:
Zum Zeitpunkt der Nachuntersuchung wurde nach dem bis dahin erreichten höchsten Schulabschluß gefragt (Tabelle 11).

Bemerkenswert ist bei einem mittleren Alter von 20 Jahren und 1 Monat die hohe Anzahl derer, die sich noch in der Schulausbildung befinden, andererseits der hohe Anteil der Abiturienten.

Tabelle 11: höchster Schulabschluß (n = 68)	
kein Schulabschluß	0
Hauptschulabschluß	2 (2,9 %)
Mittlere Reife	16 (23,5 %)
Abitur	19 (27,9 %)
noch in Schulausbildung	31 (45,6 %)

Tabelle 12: Gesamteinschätzung der schulischen bzw. beruflichen Anpassung (n = 68)	
regelmäßige und effiziente Leistungen	51 (75,0 %)
regelmäßige, aber eingeschränkte Leistungen	8 (11,8 %)
häufige Fehlzeiten und/oder schlechte Leistungen	5 (7,4 %)
kein Besuch von Schule oder Beruf möglich	2 (2,9 %)
Beurteilung nicht möglich	2 (2,9 %)

Zum Zeitpunkt der Nachuntersuchung haben insgesamt 60 (88,2 %) Probanden eine abgeschlossene Ausbildung oder sind noch in der Schul- oder Berufsausbildung. Von 37 Probanden, die sich nicht in der Schulausbildung befinden, sind 29 (78,4 %) Probanden ganz- oder teilzeitig beschäftigt.

Die zusammenfassende Einschätzung der schulischen und beruflichen Anpassung durch den Untersucher zeigt Tabelle 12. Bei 51 (75 %) Probanden liegt hiernach zum Zeitpunkt der Nachuntersuchung eine uneingeschränkte schulische oder berufliche Leistungsfähigkeit vor.

Soziale Kontakte:
Die Beurteilung der sozialen Beziehungen außerhalb der Herkunftsfamilie stützt sich auf die Beantwortung von Fragen nach Qualität und Quantität der Kontakte sowie nach der subjektiven Zufriedenheit mit den Kontakten. Darüber hinaus floß in die Beurteilung die Einschätzung des Kontaktverhaltens während des Interviews durch den Untersucher mit ein (Tabelle 13).

Tabelle 13: globale Einschätzung des Kontaktverhaltens (n = 68)	
unauffälliges Kontaktverhalten	45 (66,2 %)
leicht auffälliges Kontaktverhalten	17 (25,0 %)
sehr auffälliges Kontaktverhalten	4 (5,9 %)
Beurteilung nicht möglich	2 (2,9 %)

Die folgende Tabelle 14 zeigt, daß eine ungestörte Kontaktfähigkeit überzufällig häufig mit einem guten Katamneseergebnis einhergeht.

Die Probanden mit leicht und sehr auffälligem Kontaktverhalten

Tabelle 14: Zusammenhang zwischen Katamneseergebnis und Sozialkontakt (n = 55)			
	Kontaktverhalten		
General Outcome	unauffällig	auffällig	
gut	25 (83,3 %)	5 (16,7 %)	n = 30 (100 %)
mittel/schlecht	12 (48 %)	13 (52 %)	n = 25 (100 %)

und die Probanden mit mittlerem und schlechtem Katamneseergebnis sind jeweils zusammengefaßt.

Partnerschaft und Sexualität:
Steinhausen und Glanville (1983) bewerten eine gestörte Einstellung zur Sexualität als das Kriterium, das am klarsten zwischen gutem und schlechtem Heilerfolg trennt und dem daher die größte prognostische Aussagekraft zukommt. Dies ist insofern verständlich, als die Bereitschaft zu einer reifen Partnerschaft eine positive Einstellung zu sich selbst voraussetzt.

Die folgende Gesamteinschätzung der Einstellung zur Sexualität stützt sich nicht nur auf die Beantwortung der entsprechenden Fragen im Interview, sondern auch wesentlich auf den Eindruck, den der Untersucher im freien Gespräch gewinnen konnte (Tabelle 15).

Tabelle 15: Gesamteinschätzung des sexuellen Verhaltens (n = 68)	
unauffällige sexuelle Kontakte	23 (33,8 %)
problematische sexuelle Kontakte	9 (13,2 %)
derzeit keine sexuellen Kontakte, jedoch grundsätzliche Bereitschaft dazu	22 (32,4 %)
Vermeidung von sexuellen Kontakten	10 (14,7 %)
präpubertär	2 (2,9 %)
Beurteilung nicht möglich	2 (2,9 %)

Tabelle 16 zeigt den Zusammenhang zwischen globalem Katamneseergebnis und der Einstellung zur Sexualität. Das Ergebnis macht eine Korrelation wahrscheinlich. Eine statistische Auswertung verbietet sich wegen der zu kleinen Stichprobe.

Tabelle 16: Zusammenhang zwischen Katamneseergebnis und Einstellung zur Sexualität (n = 55)			
	Einstellung zur Sexualität		
General Outcome	unauffällig/ bejahend	auffällig/ ablehnend	
gut	25 (83,3 %)	5 (16,7 %)	n = 30 (100 %)
mittelmäßig	11 (64,7 %)	6 (35,3 %)	n = 25 (100 %)
schlecht	2 (25 %)	6 (75 %)	n = 8 (100%)

Globale Ergebnisse

General Outcome Score nach Morgan und Russell:
Die Beurteilung nach dem General Outcome Score setzt die Kenntnis der Abweichung des aktuellen Gewichtes vom Idealgewicht und den aktuellen Menstruationsstatus voraus. Die Bewertung des Menstruationszyklus ist bei 13 Probanden nicht möglich: Bei 10 Probanden ist eine Beurteilung des Zyklus wegen Einnahme der «Pille» nicht möglich, 2 Probanden sind noch präpubertär, ein Proband ist männlich. Nach dem General Outcome Score haben von den verbleibenden 57 Probanden 30 (52,6%) einen guten, 17 (29,8 %) einen mittelmäßigen und 8 (14 %) einen schlechten Heilungsverlauf. 2 Probanden (3,5 %) sind verstorben. Abbildung 5 veranschaulicht die Verhältnisse.

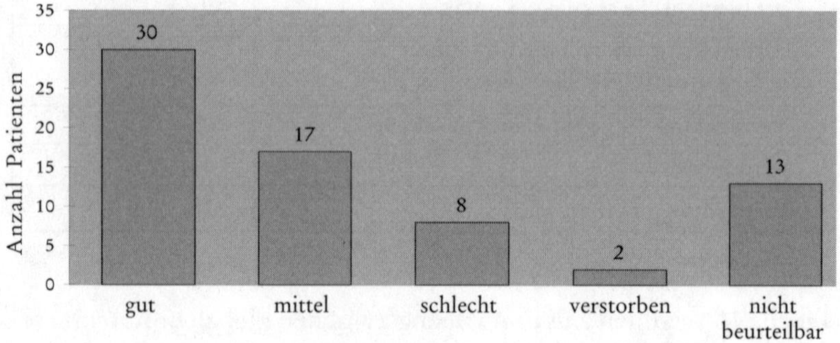

Abb. 5:
Ergebnisse nach dem General Outcome Score (Morgan und Russel 1975)

Das klinische Urteil der Fallkonferenz:
Nachdem alle Untersuchungen abgeschlossen waren, erfolgte eine abschließende Fallbesprechung des Verfassers mit den jeweils verantwortlichen Therapeuten. Unter Berücksichtigung aller erhobenen Befunde und unter Einbeziehung von Erinnerungen an die stationäre Behandlung wurde ein verdichtetes Bild des gesamten Krankheitsverlaufes skizziert. Auf dieser Grundlage folgte die zusammenfassende, auf der gesammelten Berufserfahrung sich gründende Verlaufsbeurteilung mit anschließender Zuordnung der Probanden in eine der folgenden Kategorien (Tabelle 17):

Tabelle 17: Kategorien der Fallkonferenz (n = 70)	
1 gesund	36 (51,4 %)
2 geringe Restsymptome der Magersucht mit guter Prognose	10 (14,3 %)
3 deutliche Restsymptome der Magersucht mit fraglicher Prognose	3 (4,3 %)
4 chronische Verlaufsform der Magersucht	7 (10 %)
5 Umschlag in andere psychische Erkrankung mit leichter Symptomatik und guter Prognose	7 (10 %)
6 Umschlag in andere psychische Erkrankung mit ausgeprägter Symptomatik und fraglicher oder ungünstiger Prognose	5 (7,1 %)
7 verstorben	2 (2,9 %)

Neu aufgetretene psychische Störungen fanden sich bei insgesamt 12 (17,6 %) Probanden. Ihre Auflistung und Verteilung auf die Kategorien 5 und 6 gibt Tabelle 18 wieder. Einen Umschlag der Eßstörung in eine Bulimia nervosa («cross-over») ist somit bei 10 Probanden (14 %) zu verzeichnen.

Zusammenfassend sind nach dem Urteil der klinischen Fallkonferenz 36 Probanden (51,4 %) gesund. 17 Probanden (24,3 %) leiden an einer leichten psychischen Störung mit guter Prognose (Kategorien 2 und 5). Weitere 17 Probanden (24,3 %) leiden an einer chronischen Magersucht oder an einer anderen ernsthaften psychischen Störung oder sind verstorben (Kategorien 3, 4, 6 und 7).

Tabelle 18: neu aufgetretene psychische Störungen (n = 12)	
Kategorie 5 (leichte Symptomatik)	
Bulimia nervosa	2
Bulimia nervosa, Ängste, depressive Verstimmung	3
Bulimia nervosa, Ängste, Zwänge	1
Bulimia nervosa, depressive Verstimmung, Epilepsie	1
Kategorie 6 (ausgeprägte Symptomatik)	
Bulimia nervosa	2
Bulimia nervosa, Ängste, depressive Verstimmung	1
Borderline-Störung	1
Panikattacken, Ängste, Zwänge	1

Abweichungen des klinischen Urteils vom General Outcome Score: Tabelle 19 stellt die Ergebnisse des General Outcome Scores und der Fallkonferenz gegenüber. Die prozentualen Heilungsraten sind nahezu identisch. Schlechte Heilungsverläufe sind nach Einschätzung der Fallkonferenz allerdings häufiger.

Tabelle 19: Gegenüberstellung der Ergebnisse nach dem General Outcome Score und der klinischen Fallkonferenz

	General Outcome Score (n = 57)	Fallkonferenz (n = 70)
guter Verlauf Kat. 1	30 (52,6 %)	36 (51,4 %)
mittelmäßiger Verlauf Kat. 2 und 5	17 (29,8 %)	17 (24,3 %)
schlechter Verlauf Kat. 3, 4 und 6	8 (14 %)	15 (21,4 %)
verstorben Kat. 7	2 (3,5 %)	2 (2,1 %)

4. Diskussion und Zusammenfassung

Methodische Gesichtspunkte:
In der vorliegende Studie wurden die von Hsu (1988 und 1990) geforderten methodischen Maßstäbe für die Durchführung einer katamnestischen Untersuchung bei Anorexia nervosa, soweit möglich, berücksichtigt. Alle in die Studie aufgenommenen Patienten erfüllen die Kriterien des DSM III-R für Anorexia nervosa. Von der Gesamtstichprobe (79 Probanden) konnten 75 (95 %) ehemalige Patienten aufgefunden und 53 (67 %) Patienten persönlich nachuntersucht werden. Hsu fordert eine Auffindungsrate von mehr als 95 % und eine direkte Untersuchung bei mindestens 70 % der Ausgangsstichprobe.

Zur Einschätzung des Heilerfolges werden erprobte und vergleichbare Verlaufskriterien gefordert. In der vorliegenden Arbeit wurde eine Mehrebenen-Beschreibung mit bio-psycho-sozialen Aspekten verwirklicht, wobei neben der Beurteilung der anorektischen Kernsymptomatik durch den in der Literatur üblichen General Outcome Score nach Morgan und Russell (1975) auch die berufliche und psychosoziale Anpassung berücksichtigt sind. Darüber hinaus erfolgte eine zusammenfassende klinische Beurteilung in Form einer Fallkonferenz, wie sie von Deter und Herzog (1995) vorgeschlagen wird.

Hsu fordert ein Mindestkatamneseintervall von 4 Jahren. In der vorliegenden Arbeit beträgt bei einer mittleren Katamnesezeit von 4 Jahren und 7 Tagen das kürzeste Nachuntersuchungsintervall nur 1 Jahr und 9 Tage. Insgesamt liegt bei 36 (51,4 %) Probanden die Katamnesezeit unter 4 Jahren. Vandereycken und Pierloot (1983) fanden in ihrer Studie nach 2 Jahren Heilungen bei nur 13 % der Probanden, nach 5 Jahren dagegen bei 56 %. Bei Theander (1985) waren nach 2 Jahren 15 % der Probanden gesund, nach drei Jahren bereits 33 %. Studien mit kürzeren Katamnesezeiten lassen relativ schlechtere Ergebnisse erwarten. Der Anteil der guten Verläufe wächst mit zunehmender Katamnesedauer. Unter Berücksichtigung der vergleichsweise kurzen Katamnesezeit in dieser Studie kann von einer weiteren Besserung der Heilungsverläufe in den nächsten Jahren ausgegangen werden.

Globales Ergebnis:
Das globale Gesamtergebnis liegt in der Größenordnung der durchschnittlichen Ergebnisse anderer Studien, wie Tabelle 20 zeigt. Die relativ kurzen Katamneseintervalle in der vorliegenden Studie lassen eine weitere Besserung der globalen Ergebnisse im Verlaufe der nächsten Jahre erwarten. Zur Überprüfung dieser Hypothese wäre eine Wiederholungsuntersuchung mit derselben Ausgangsstichprobe in etwa drei Jahren erforderlich.

Tabelle 20: Vergleich der globalen Ergebnisse

General Outcome	durchschnittliche Heilungsverläufe in früheren Studien	vorliegende Studie (n = 57)
gut	40-50 %	52,6 %
mittelmäßig	20-30 %	29,8 %
schlecht	15-25 %	14, 0 %
verstorben	5-15 %	3,5 %

Berufliche und psychosoziale Anpassung:
Teil- oder ganztägig berufstätig oder noch in der Schulausbildung sind 60 Probanden (88,2 %). Zusammenfassend ist die schulische oder berufliche Leistungsfähigkeit bei 51 von 70 Probanden (75 %) nicht eingeschränkt. Dieses Ergebnis ist etwas günstiger als das von Steinhausen et al. (1991), nach denen 66 % der nachuntersuchten Patienten berufstätig sind oder eine sonstwie normale Ausbildungskarriere hinter sich haben.

Soziale Kontaktfähigkeit:
Außerfamiliäre Kontaktschwierigkeiten fanden sich in der vorliegenden Studie bei 21 Probanden (31 %). Dieses Ergebnis stimmt mit anderen Studien recht gut überein. Hsu et al. (1979) geben 25 % an, Steinhausen und Glanville (1983) 38 %.

Einstellung zur Sexualität und sexuelles Verhalten:
Verschiedene Autoren (Hsu 1979, Steinhausen und Glanville 1983) fanden einen Zusammenhang zwischen einem schlechten Katamneseergebnis und bestehender Störungen im Bereich der sexuellen Einstel-

lungen und Verhaltensweisen. In der vorliegenden Studie zeigten 28 % der Probanden eine gestörte Einstellung zur Sexualität. Morgan und Russell (1975) geben 23 %, Hsu et al. (1979) 17 % und Winand (1991) 27 % an, also durchaus Werte in demselben Größenbereich.

5. Schluß

Die vorliegenden Studie zum Langzeitverlauf der Anorexia nervosa berücksichtigt alle 79 (78 weibliche und 1 männlicher) Patienten, die von 1983 bis 1994 in der psychosomatischen Jugendabteilung der Filderklinik stationär behandelt wurden und die diagnostischen Kriterien nach DSM-II-R für das Vorliegen einer Anorexia nervosa erfüllten.

Es handelt sich um eine Stichprobe mit frühem Krankheitsbeginn (durchschnittlich $14^{4}/_{12}$ Jahre) und relativ kurzer Krankheitsdauer (durchschnittliches Alter bei Erstaufnahme $15^{6}/_{12}$ Jahre). Das mittlere Katamneseintervall liegt bei $4^{7}/_{12}$ Jahren, das Durchschnittsalter zum Zeitpunkt der Nachuntersuchung bei $20^{1}/_{12}$ Jahren. Alle Patienten wurden nach einem einheitlichen integrativen Konzept, das auf Gesichtspunkten der anthroposophischen Medizin basiert, behandelt.

Von 70 (88,6 %) der 79 ehemaligen Patienten konnten ausführliche verwertbare Informationen gewonnen werden. 53 Probanden (67,1 %) wurden persönlich nachuntersucht. Ausführliche schriftliche Angaben liegen von 14 Probanden (17,7 %) und ausführliche telefonische Angaben von einem Probanden (1,4 %) vor; zwei der ehemaligen Patienten (2,9 %) sind an den Folgen der Erkrankung verstorben.

Ergebnisse:
Von 70 nachuntersuchten ehemaligen Patienten sind 57 nach den Verlaufskategorien von Morgan und Russell (1975) beurteilbar. 30 (52,6 %) Probanden haben hiernach einen guten, 17 (29,8%) einen mittelmäßigen und 8 (14 %) einen schlechten Katamneseerfolg. Zwei ehemalige Patienten (3,5 %) sind verstorben.

Eine Normalisierung des Gewichtes liegt bei 46 von 68 (68 %) und der Menstruation bei 37 von 65 (57 %) der Probanden vor. Das Eßverhalten ist nach subjektiver Einschätzung bei 46 Probanden (68 %) unauffällig. Klinisch relevante Eßstörungen finden sich bei 30 Probanden (42,9 %), von denen 20 (29,4 %) weiterhin an einer Anorexia nervosa leiden. Bei 10 Probanden (14,7 %) ist ein Umschlag in eine Bulimie zu verzeichnen. Weitere zwei Probanden (2,9 %) haben andere psychische Erkrankungen.

15 Probanden (22 %) sind bezüglich der schulischen und beruflichen Leistungsfähigkeit noch deutlich eingeschränkt. Außerfamiliäre Kontaktschwierigkeiten finden sich bei 21 Probanden (31 %). Bei 19 Probanden (28 %) besteht eine gestörte Einstellung zur Sexualität, was gehäuft mit einem schlechten Heilungsverlauf einhergeht.

Eine differenzierte, auf psychischen, sozialen und somatischen Kriterien beruhende Beurteilung aller 70 Probanden in einer abschließenden Fallkonferenz ergibt bei etwa der Hälfte der Probanden (51,4 %) günstige und bei jeweils einem weiteren Viertel der Probanden (24,3 % und 24,3 %) mittlere bzw. desolate Verläufe. Das globale Ergebnis weicht somit nicht wesentlich ab von durchschnittlichen Ergebnissen früherer Studien.

Die mit $4\frac{7}{12}$ Jahren relativ kurze mittlere Katamnesezeit läßt eine weitere Besserung der Heilungsverläufe in den nächsten Jahren erwarten.

Abschließend ist festzuhalten, daß die vorgelegte Langzeitverlaufsuntersuchung den hohen Standard der Filderklinik als Zentrum für die Behandlung der Anorexia nervosa belegt. Beachtlich ist, in welchem Maße die früheren Patienten auch nach langer Zeit bereit waren, an der Nachuntersuchung mitzuwirken, ein Zeichen für die Bindungen zwischen Patient und Klinik und die hohe Kontinuität der stationären und nachstationären Betreuung. Die Untersuchung verschweigt jedoch nicht, daß es sich bei der Anorexia nervosa um eine Erkrankung mit einem hohen Chronizitätsrisiko handelt. Bei vorsichtiger Bewertung sind die Ergebnisse der Filderklinik im internationalen Vergleich unter Berücksichtigung der relativ kurzen Katamneseintervalle eher günstig.

6. Literaturverzeichnis

Amercian Psychiatric Association (1989), *Diagnostic and statistical manual of mental disorders. DSM-III. 3rd edn. Revised,* American psychiatric association, Washington D.C.

Deter, H.C., Herzog, W. (1994), Anorexia nervosa in a long-term perspective: Results of the Heidelberg-Mannheim Study, in: *Psychosom. Med.* 56, S. 20-27.

Deter, H.C., Herzog, W. (1995), *Langzeitverlauf der Anorexia nervosa. Eine 12-Jahres-Katamnese,* Vandenhoek & Ruprecht, Göttingen.

Herpertz-Dahlmann, B., Remschmidt, H. (1994), Anorexia und Bulimia nervosa im Jugendalter, in: *Dt. Ärztebl.* 91, A-1210-1218.

Herzog, D. B., Keller, M. B., Lavori, P. W. (1988), Outcome in Anorexia nervosa and Bulimia nervosa. A review of the Literature, in: *J. Nerv. Ment. Dis.* 176, S. 131-143.

Herzog, W., Rathner, G., Vandereycken, W. (1992), Long-term course of anorexia nervosa: a review of the literature, in: Herzog, W., Deter, H. C., Vandereycken, W. (Hrsg.), *The course of eating disorders: Long-term follow-up studies of anorexia and bulimia nervosa,* Springer, Berlin, Heidelberg, New York, S. 15-29.

Herzog, W., Deter, H. C. (1994), Langzeitkatamnesen: Methodische Gesichtspunkt bei der Interpretation von Verlaufsergebnissen, in: *Z. Psychosom. Med.* 40, S. 117-127.

Hsu, L. K. G. (1980), Outcome of anorexia nervosa. A review of the literature (1954-1978), in: *Arch. Gen. Psychiat.* 37, S. 1041-1046.

Hsu, L. K. G. (1988), The outcome of anorexia nervosa: a reappraisal, in: *Psychol. Med.* 18, S. 807-812.

Morgan, H. G., Russell, G. F. M. (1975), Value of family background and clinical features as predictors of long-term outcome in anorexia nervosa: four-year follow-up study of 41 patients, in: *Psychol. Med.* 5, S. 355-371.

Ratnasuriya, R. H., Eisler, I., Szmukler, G. I., Russell, G. F. M. (1991), Anorexia nervosa: outcome and prognostic factors after 20 years, in: *Br. J. Psychiatry* 158, S. 495-502.

Russell, G. F. M. (1992), The prognosis of eating disorders: A clinician's approach, in: Herzog, W., Deter, H. C., Vandereycken, W. (Hrsg.), *The course of eating disorders: Long-term follow-up studies of anor-*

exia and bulimia nervosa, Springer, Berlin, Heidelberg, New York, S. 198-213.

Schlaf, G., Pudel, V. (1983), Referenzgewichte für deutsche Kinder und Jugendliche, in: *Akt. Ernähr.* 8, S. 235-240.

Schmitz, S. (1989), *Der anthroposophische Ansatz zur Therapie der Magersucht. Eine alternative Behandlungsmethode und ihre Erfolge,* Psych. Diplomarbeit, Universität Hamburg.

Steinhausen, H. C., Glanville, K. (1983), Follow-up studies of anorexia nervosa: a review of research findings, in: *Psychol. Med.* 13, S. 239-249.

Steinhausen, H. C., Rauss-Mason, C., Seidel, R. (1991), Follow-up studies of anorexia nervosa: a review of four decades of outcome research, in: *Psychol. Med.* 21, S. 447-451.

Theander, S. (1985), Outcome and prognosis in anorexia and bulimia: some results of previous investigations, compared with those of a swedish long-term study, in: *J. Psychiat. Res.* 19, S. 493-508.

Vandereycken, W., Pierloot, R. (1983), Long-term outcome research in anorexia nervosa. The problem of patient selection and follow-up duration, in: *Int. J. Eat. Dis.* 2, S. 237-242.

Vandereycken, W., Meermann, R. (1992), The significance of follow-up investigations, in: Herzog, W., Deter, H. C., Vandereycken, W. (Hrsg.), *The course of eating disorders: Long-term follow-up studies of anorexia and bulimia nervosa,* Springer, Berlin, Heidelberg, New York, S. 3-14.

Wewetzer, C. (1990), *Katamnestische Untersuchung an Patienten mit Anorexia nervosa: Klinischer Verlauf und Behandlungserfolg,* Med. Dissertation, Universität Marburg.

Über die Autoren

Monica Bissegger, Musiktherapeutin, geboren 1960; Ausbildung zur Lehrerin und Berufstätigkeit in der Schweiz; Musiktherapiestudium auf anthroposophischer Grundlage in Berlin; seit 1990 Musiktherapeutin in der Filderklinik.

Gisela Bräuner-Gülow, Dipl.-Heileurythmistin, geboren 1944, verheiratet; Eurythmiestudium und Bühnentätigkeit am Eurythmeum Stuttgart; Heileurythmie-Ausbildung in Dornach 1974; seit 1975 Heileurythmistin an der Filderklinik mit Schwerpunkt bei Kindern und Jugendlichen.

Stefanie Brongs, Krankenschwester, geboren 1969; Pflegeausbildung 1988–1991 in Bonn; Pflegetätigkeit an der Rheinischen Landesklinik für Psychiatrie in Bonn 1991–1992; Psychosomatische Kinder- und Jugendstation der Filderklinik von 1992 bis 1995; seit 1995 Studium der allgemeinen Pädagogik an der Universität Tübingen.

Sabine Klitzke-Pettener, geboren 1958; Berufsorientierung als Pflegehelferin, Fremdsprachensekretärin und Kindergärtnerin in Hamburg, London und Berlin; 1984 Studium an der Artaban-Schule für Maltherapie in Berlin; Praktika in einer Camphill-Einrichtung in Schottland, im Gemeinschaftskrankenhaus Herdecke und in der Park Attwood Clinic England; seit 1990 als Dipl.-Kunsttherapeutin BV an der Filderklinik; seit 1994 Studium der Malerei.

Susanne Reinhold, Musiktherapeutin, geboren 1944; Geigenstudium in München; Orchestertätigkeit in Deutschland und Holland; Musiktherapie-Ausbildung in Bosch en Duin/Holland und Abschluß an der Musiktherapeutischen Arbeitsstätte Berlin; seit 1981 Musiktherapeutin an der Filderklinik.

Karl-Heinz Ruckgaber, Arzt für Kinder- und Jugendpsychiatrie – Psychotherapie; geboren 1952, verheiratet, vier Kinder; Medizinstudium in Tübingen und Mitarbeit in sozialtherapeutischen Wohngruppen; Ausbildung in Kinderheilkunde, Neurologie, Psychiatrie, Psychosomatik und Psychotherapie und Promotion über Team-Supervision; wissenschaftlicher Assistent an der Abteilung für Kinder- und Jugendpsychiatrie der Universität Tübingen; Oberarzt der Kinderabteilung und Leiter der Psychosomatischen Jugendstation an der Filderklinik mit angeschlossener kassenärztlicher Ambulanz; verantwortlicher Arzt der Rehabilitationseinrichtung Gutenhalde; Dozent am Rudolf-Steiner-Seminar für Heilpädagogik in Bad Boll.

Martin Schäfer, prakt. Arzt, geboren 1958, verheiratet, zwei Kinder; Medizinstudium in Köln; Weiterbildung in Innerer Medizin, Psychiatrie, Chirurgie und Pädiatrie; anthroposophisch-naturwissenschaftliches Studienjahr in Dornach 1989/90; 1993–1994 Arbeit auf der Psychosomatischen Jugendstation der Filderklinik; 1997 Promotion mit Katamnese-Untersuchung über die Magersucht.

Jürgen Weik, Dipl.-Heilpädagoge, systemischer Familientherapeut, geboren 1958, zunächst Zahntechniker-Lehre, anthroposophisches Studienseminar Stuttgart, Pro-Seminar Michaelshof Hepsisau, Ausbildung zum Heilpädagogen am Rudolf-Steiner-Seminar für Heilpädagogik in Bad Boll, seit 1988 an der Filderklinik tätig, 1990–1994 berufsbegleitende Weiterbildung zum Familientherapeuten, Institut Weinheim; Dozent und Mitglied des Kollegiums am Heilpädagogischen Seminar in Bad Boll.

Menschenwesen und Heilkunst

Herausgegeben von der
Gesellschaft Anthroposophischer Ärzte

17
Armin J. Husemann

Der musikalische Bau des Menschen

Entwurf einer plastisch-musikalischen Menschenkunde
294 Seiten, gebunden

18
Otto Wolff

Heilmittel für typische Krankheiten

Zu den von Rudolf Steiner methodisch
neu konzipierten Heilmitteln
48 Seiten, kartoniert

21
Thomas McKeen

Wesen und Gestalt des Menschen

Aufsätze und Vorträge zur Menschenkunde und Medizin
282 Seiten mit zahlreichen Abb., gebunden

22
Peter Goedings (Hrsg.)

Wege zur Erkenntnis der Heilpflanze

Mit Beiträgen von J. Bockemühl, P. Goedings, M. Kalisch,
H. Kiene, E.-M. Kranich, L. Simon und M. Weckenmann.
336 Seiten mit farbigen und schwarzweißen Abb., gebunden

Verlag Freies Geistesleben

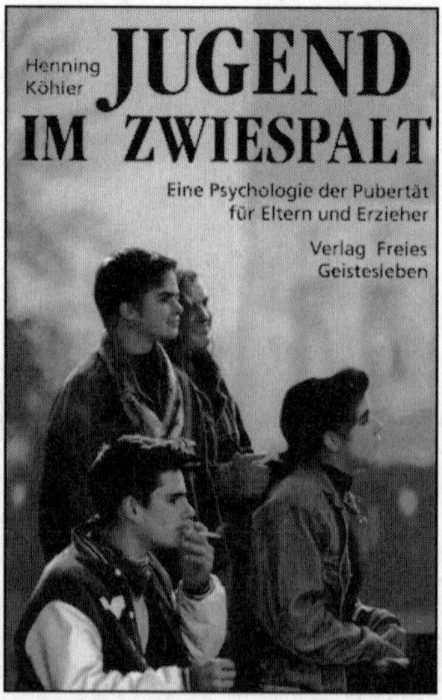

Henning Köhler

Jugend im Zwiespalt

Eine Psychologie der Pubertät für Eltern und Erzieher
236 Seiten, gebunden

Henning Köhler beschreibt Krisen und zeigt Lösungswege, die zu einem neuen Verhältnis zwischen den Erziehern (Eltern und Lehrer) und dem Jugendlichen führen können.

«Eine Katastrophe ist sie nicht, die Pubertätskrise, sondern ein unvermeidbares Zwischenstadium, das die Chance für einen Neuanfang beinhaltet und der Eintritt ins Erwachsenenalter ist, meint Henning Köhler. Die Begleitung des Jugendlichen durch die Krise, nicht die Abschaffung steht im Mittelpunkt der Bemühungen ...»
Saarbrücker Zeitung

Verlag Freies Geistesleben